ちくま新書

「頭がいい」とはどういうことか

——脳科学から考える

1787

毛内 拡
Monai Hiromu

「頭がいい」とはどういうことか——脳科学から考える

【目次】

第6章　感受性と創造性

第7章　人の気持ちがわかる　171

はじめに

　この本は、「頭がいいとはどういうことか」を脳科学の観点から考察する本です。頭がいいということを論じるに当たって、予想される質問が三つあります。一つ目は、「かく言う著者のお前は頭がいいのか?」というもの。二つ目は、「この本を読めば頭が良くなるのか?」というもの。そして、三つ目は、「頭がいいと言ってもいろいろな尺度があるが、著者はどういうつもりで頭がいいと言うのか?」というものです。

　まず、一つ目の質問。「かく言う著者のお前は頭がいいのか?」と問われることは避けられないと思います。はじめに断っておくと、私は決して頭がいい人間ではないと思います。凡ミスはしょっちゅう、人がすぐできることに倍の時間がかかる。記憶力も悪いし、人とのコミュニケーションにも苦労してきた。気の利いたおしゃべりも苦手。

　そんな人間が、頭がいいということについて論じられるのかとお思いかもしれませんが、そもそも頭がいい人は、頭がいいとはどういうことかについて思い悩まないのではないでしょうか。頭がいい人ならすぐに理解するようなことを、時間をかけて紐解いて文字に起こしてしっかり整理する。そんな泥臭い作業をしないと、私は理解できない。自分の頭で考えて、自分の言葉で書いてみないと納得できないのです。人一倍、頭が良くなりたいなあ、そのためならどんな努力だってできるのになあと思ってきた私にこそ、この本を書くことができるのだと思います。

私は、長年脳の研究をしてきました。いわゆる脳科学と呼ばれる学問がカバーしている分野はかなり広いものですが、中でも私が興味を惹かれているのがこの「頭がいいとはどういうことか」という問題でした。「頭がいい」と言っても別に受験勉強で一番を取ることだけではなく（それも大事な一側面ではありますが）、例えば、動物と人間はどう違うのか、ヒトを人間たらしめる要素は何かということについて模索してきました。そんな私が、これまで研究する中で理解してきた「頭がいいとはどういうことか」について、脳科学の観点からああでもないこうでもないと議論を展開し、現時点での理解をまとめたのが本書です。

二つ目の質問。「この本を読めば頭が良くなるのか？」ですが、本書は決して頭を良くするためのハウツー本ではありません。残念ながら、誰もが持っているかもしれない秘めたる才能を引き出すような魔法などありません。この本で目指しているのは、「頭がいい」と一口に言うけれど、それがどういうことなのか、それを脳科学の観点からきちんと整理することです。

三つ目の質問。「頭がいいと言ってもいろいろな尺度があるが、著者はどういうつもりで頭がいいと言うのか？」ですが、頭の良さと言って多くの人が思い浮かべるのは、記憶力の良さや知能指数（ＩＱ）でしょう。この本では、記憶力やＩＱのように数値で表すことができる知能だけでなく、数値では評価することができない「非認知能力」についても考えていきます。非認知能力は、「人生を豊かにする力」として、主に教育現場で注目を集めている社会的なスキルのことです。例えば、粘り強さや挫けない心、あるいは挫けても立ち直れる力、困難に耐える力、考え抜く力などが挙げられます。これについては早速第1章で述べましょう。

このような頭の働きは、全て脳で実現されているものです。私たちが感じている現実は全て脳が作り上げています。第2章では、頭の良さを理解するのに欠かせない、脳とはどういう臓器なのかについて、感覚入力、予測モデル、応答の三つの観点から深掘りしていきます。続く第3章では、頭の良さを理解する上で重要なキーワードである「シナプス可《か》塑《そ》性《せい》」について見ていきましょう。

続く第4～7章では、頭がいい人の特徴をいくつかの要素に分解して順番に見ていきます。第4章では、多くの人が気になるであろう「記憶力」について取り上げます。ここでは特に、忘れることの重要性について取り上げたいと思います。第5章では、思い通りに身体を動かすことができるということも「頭の良さ」であると捉え、感覚や運動がどのように脳で表現され、処理されているのかについて考えてみましょう。第6章では、アートと創造性について脳科学の観点から考えてみたいと思います。第7章では、他者の気持ちが分かる能力や共感力、コミュニケーション力に焦点を当て、心の知能指数（EQ）や社会的情緒的スキルについて考えていきます。

脳は、非常にエネルギーを食う臓器ですが、非認知能力を発揮し続けるためには、脳の中の神経細胞（ニューロン）にエネルギーを供給し続ける必要があります。私はそれを「脳の持久力」と名付けました。そして、そこで重要な役割を果たしているのが、私が専門で研究をしている「アストロサイト」と呼ばれる脳細胞です。第8章では、脳の持久力を担うアストロサイトの働きについてご紹介します。

最終章では、避けては通れない脳とAIとの比較をしながら、AI時代に求められる真の知性とはどのようなものかについて私の考えを述べたいと思います。そう思うに至った試行錯誤の過程を一緒にお楽しみいただけたらと思います。

では、「頭の良さ」をさまざまな観点から見ることで、私たちがそこに近づけるような思索の旅に出ましょう。

第1章　「頭がいい」ってどういうこと？

まず、一般的に使われている「頭がいい」という言葉について考えてみます。「頭がいい」と言っても人によって、受ける印象や言葉の定義が違うものです。そもそも頭がいい・悪いというように二元論的に考えてしまうのが、人間の悪い癖ですが、頭がいいと呼ばれる人にはどんな特徴があるのでしょうか。頭がいい人は、脳の細胞が多いのでしょうか、それとも使い方の違いなのでしょうか。脳だけが「頭の良さ」を決めるのでしょうか。じっくり考えてみたいと思います。

1 脳は何のためにあるのか

†とある脳研究者の絶望

「単細胞!」こう言われたら、間違いなく多くの人が「頭が悪い」とけなされたと思いますよね。でも、本当に単細胞イコール「頭が悪い」ということなのでしょうか。または、「脳無し!」と言われたらさらに、腹が立ちますよね。つまり、多くの人は、「細胞は多い方が頭がいい」「脳が頭の良さを決める絶対に必要な臓器だ」と信じていると思います。

一〇〇〇億。ヒトの脳には、これだけの脳細胞があると計上されており、これらの細胞が織りなす複雑怪奇な情報処理こそが頭の良さだと一般的には思われています。したがって、この本を手に取ってくださったみなさんは、そんな脳がどうやって知能や知性を発揮しているのかが書いてあるのだろうなと興味と期待を抱かれていると思います。私も、いつかそんな本を書きたいと思ってアイディアを温めていました。そう、あの日までは。

大学に勤めていると実にいろいろな人が私のオフィスを訪ねてきますが、ある日、一人の学生が相談があるとやってきました。聞くとその学生は高校生の頃から「粘菌」という生き物の魅力に取り憑かれており、ぜひうちの研究室で粘菌の実験を引き続きさせてほしいと言うのです。とまどいましたが、私は基本的には、お願いされると断れないタイプだし、自分も高校生の頃からの興味で脳科学者になったので、二言目には「いいよ」と言っていました。しかし「確か、粘菌には脳はないはずだよなあ」と、生物学の知識を思い出していました。そして彼女の話を聞いた瞬間、粘菌についてのある事実が明らかになり、人生観が変わるような衝撃を受けたのでした。

学生がいつもカバンに入れて持ち歩いているという粘菌、正式には真正粘菌のキイロモジホコリは、見ると文字通り黄色っぽいカビのようなかたまりで、いわゆるアメーバというやつです。ところがこのアメーバ、ただものではありません。なんと迷路の最短経路問題を解けると言うのです。迷路ぐらいうちで飼っているマウスでも解けるよと思いましたが、さらに聞いてみると粘菌は、なんと単細胞、つまりたった一つの細胞だと言うのです。

たった一つの細胞が、学習もすれば記憶もある。東京駅に相当する部分に粘菌を置き、関東の主要駅にエサを置いたところ粘菌が通った経路はＪＲの路線図とぴったり重なった。そんな驚きの事実を次々と発見し、粘菌の研究でイグ・ノーベル賞を二回も受賞した北海道大学の中垣俊之さんは、「粘菌は知性の芽生えである」とさえ言っています。

「単細胞」「脳無し」――この言葉は、もはや悪口ではなくなりました。脳がなくても、学習し記憶もできるのです。一〇〇〇億の細胞があるという脳の研究に人生を捧げてきた私は、膝から崩れ落ちたのでした。「脳は何のためにあるのか？」

†脳とは一体何のためにあるのか

これまで私は、脳を理解すればその謎が解けると思って、脳の研究をしてきましたが、先ほどの粘菌の例にあるように、知能があるような振る舞いは、別に脳がなくてもできるということが少しずつわかってきました。

例えば、アリの群れやイワシなどの魚群において、一匹一匹は非常にシンプルなルールで動いていても、相互にコミュニケーションするネットワーク全体としてあたかも知能があるかのような複雑な振る舞いをすることがあります。これは、「創発」と呼ばれる現象で、もしかすると脳細胞がおりなす複雑な挙動も、この創発的な現象にすぎないのかもしれません。今世間を賑わしているAIが、ヒトよりも賢くなるシンギュラリティ、創発現象が起こるまで秒読みに入っているとも言われています。インターネットや都市、宇宙に煌めく星々すらも知能を持っている可能性があるようです。

そう考えると、脳とは単に脳細胞の相互作用を円滑にしネットワークの形成を育てる、ゆりかごや容れ物に過ぎないのかもしれません。

そういう疑いの目を持って改めて脳科学の本を読んでみると、脳は必ずしも現実を見ていない、私たちが見ているのは脳が作り出した幻想に過ぎない、意識ある脳は思ったほど合理的ではない、など衝撃の事実の数々に気付かされます。脳科学に関する本を読む勉強会の様子を「いんすぴ！　ゼミ」と呼んで、そういったことを毎週ライブ配信していますので、興味のある方は一度覗いてみてください。

一体脳は何のためにあるのか、脳がなければ頭がいいことはありえないのか、というスタートラインに研究者になって改めて立つことになりました。本書は、そんな私の試行錯誤が基になって始まりました。

2 「知性」とはなんだろうか

†脳だけを研究すれば脳を理解したと言えるのか

私は、大学で生理学やバイオメカニクスを教えています。私の専門分野である神経生理学を中心に、いろいろな生理現象や筋肉、動く臓器、そもそも動物にとって運動するとはどういうことなのかについて、最新の研究も踏まえて解説しています。

脳は確かに司令塔の役割を果たしていますが、当たり前ですが、まずは身体ありきで脳は身体の従属物と言った方がいいのかもしれないと、勉強すればするほど、思ってきました。例えば、腸はよく第二の脳と言われることがありますが、むしろ生物にとっては腸こそ本質であり、脳が第二の腸に過ぎないのかもしれません。

これまでは、脳だけを研究すれば脳が理解できると思っていましたが、それは頭でっかちに過ぎないということも実感しました。つまり、本当に脳を理解したければ、脳と身体との連関を切り離して考えることなどできず、身体側の理解も重要なのです。

最近では、私の研究室では腸も研究の対象としていますし、さらに興味の範囲を広げて身体を思い通りに動かすとはどういうことかについても、研究の対象としています。

脳に興味があることには変わりありませんが、新しいことを学べば学ぶほど、疑問が更新されていきます。脳は本当に必要か、必要ないのでは？　と極端に仮説を立てて、それを検証していく作業は実に楽しいものです。全てを徹底的に疑い、疑い抜いた末に、それを疑っている私という存在は疑いようがない、「我思う故に我あり」というデカルトが至った境地には敬意を表します。しかし、私という存在すら脳が作り出した解釈に過ぎないのかもしれません。まだ疑う余地があります。

†脳が生きているとはどういうことか

私が取り組んでいる課題は、シンプルに一言で表現するなら「脳が生きているとはどういうことか」ということに尽きます。これは生物学的な問いでもあり、哲学的な問いでもあります。どうして私は、あなたの脳が生きていると言えるのか、どうして私は私の脳が生きていると言えるのか。

脳の研究に携わってみて、脳が細胞からできていて化学物質で動作する臓器の一つであることはわかりましたが、細胞や化学物質がどのようにして、脳の働きを生むのかについての明確な答えはまだわかっていません。脳についてはわかっていないことの方が多いのです。脳細胞をただ漫然と集めても脳にはならない、脳が神経回路からできているのはわかるけど、どんなルールがあって脳になるのか、脳が生きているとはどういうことか、自分なりに仮説を立てることはできました。

脳は、単なる細胞の集合体ではありません。情報を伝える神経細胞のネットワークを持ち、それを支える時々刻々と変化する環境との相互作用こそが、脳が生きていることではないかということです。

ですが、それが脳が「知性」を持っている理由にはなりません。「知能」とは答えのあることに素早く答えを出す能力のことであり、「知性」とは答えがないことに答えを出そうとする営みそのものであると私は考えています。AIのようなシンプルなルールで「知能」は生まれてくるかもしれないですが、「知性」とは一体なんなのか、どこからくるのかまだ明確な答えはありません。

†「知性」とはなんだろうか

ＡＩの頭の良さを論じる際によく例に出されるのは、チューリング・テストです。コンピューター科学の父と言われる数学者、アラン・チューリングが提案しました。人間かＡＩかどちらが部屋にいるかわからないようにしておき、なんでもいいから質問を投げかけ、その答えが人間的だと質問した人が思ったら、そのＡＩは「人間相当の知能がある」と判断してもいいのでは、というテストです。

一方で、「中国語の部屋」という問題もあって、例えば、中国語ができなければわからない質問をした場合に、中にいる人あるいはＡＩがその意味を理解していなくても、辞書があれば翻訳して答えることができてしまう。しかし、それでは中国語を理解しているとは言えないのではないかという、チューリング・テストに対する反論です。哲学者のジョン・サールが提起しました。

Google翻訳やチャットＧＰＴなどに質問を投げかけると、おどろくほどスムーズな解答が返ってきます。実は、昔の電話交換手や苦情受付のコールセンターのように、インターネットの向こう側に熟練のオペレーターがいて、答えを打ち込んでくれているのかもしれません。逆の場合も考えられます。

最近、Amazonで不具合があって、オペレーターとチャットする機会があったのですが、ちゃんとオペレーターには名前がついていますし、こちらとしては人間だと思って対応していますが、本当に人間かどうかは怪しいものです。

「コンピューターには知性があるのか」「人間とどちらが賢いのか」というような議論は昔から繰り返されてきましたが、この本のねらいは、そういうことに決着をつけようというものではなく、むしろ今のような時代に、人間側に求められる知性とはどういうものかを考えたいということです。「AI時代に求められる知性とはなんだろう」というのが、本書の主題となります。

AIが賢くなるにつれて、いや人間にはもっと賢いのがいると張り合いたくなるのが人間の心情。ここにきて、ギフテッドやギフテッド教育に注目が集まっているのは、そのような時代背景があるのかもしれません。

才能のことを英語ではギフト（天からの授かり物）と言い、他の人にはない才能を持っている人は「ギフテッド」と呼ばれています。日本語でも古くから「天賦の才」や「神童」という言葉がある通り、子供の頃から大人顔負けの才能を発揮し、世間を賑わせるという事例は珍しくありません。一方で「二〇歳過ぎればただの人」という言葉もある通り、子供時代には周りの子と比べてできることが多くても、成長するにつれてその特別感が減ってしまうことは多々あります。

私も、我が子が幼い頃、次々と新しいことができるようになるのを目の当たりにして、「もしかしてうちの子は天才なのではないか」と思ったこともありました。例えば、立ち上がるのが人より早いとか、言葉を発するのが他の子より上手とか。でも聞いてみると、他の家庭でもだいたい似たような感じでしたし、仮に他の子よりも数カ月何かが早くできたとしても、それは誤差のようなもので、遅かれ早かれみんなできるようになるものです（それでも、我が子は何かの天才だと信じていますが……）。

多くの親が、我が子に何らかの才能を見出したい、発掘したいと思うものです。しかし、それはなぜなのでしょうか。頭がいいことにどんな利点を感じているのでしょうか。

†IQは本当に頭の良さの指標なのか

頭の良さというと誰もが最初に思いつくのは、知能指数すなわちＩＱだと思います。今ではおなじみですが、実はＩＱはもともと頭の良さを表す指標として発明されたものではありませんでした。

一九〇五年、フランスの心理学者アルフレッド・ビネーとテオドール・シモンは、小学校において特別支援が必要な子供たちを特定するための知能テストを開発しました。いろいろなことのできが早い子もいれば遅い子もいます。それはごく当然のことです。彼らが開発したテストは、あくまでその中でも特別な支援を必要とする子を割り出すために作られたものであり、子供の優劣の順番をつけるために作られたわけではありませんでした。

これぐらいの年齢であればこれくらいができるというような、年齢に応じた認知タスクを、年齢に基づく期待される成績との比較、いわゆる精神年齢で子供の知能を評価したに過ぎません。

このようにIQテストの最初の理念は、困っている子供を助けるためでした。ビネーも「自分の開発したこのテストが、人間に優劣をつけるものにならないように願っている」と語っていました。しかしながら、残念なことに彼の死後、その懸念は現実のものとなってしまいました。

一九一六年、アメリカの心理学者ルイス・ターマンは、ビネー＝シモンテストを改訂し、スタンフォード・ビネー知能スケールとしてアメリカで普及させました。このテストで知能指数という概念を導入し、IQ＝精神年齢÷生物学的年齢×100の式で計算しました。一九三九年、デビッド・ウェクスラーは、ウェクスラー成人知能検査（WAIS）を開発しました。このテストは、言語能力とパフォーマンス能力（空間認識やパズル解決など）を測定する部分から成り立っており、現在も改訂された形で広く使用されています。

さらに二〇世紀初頭から中頃にかけて、一度に多くの人を評価できるグループIQテストが開発されました。これらのテストは、第一次世界大戦と第二次世界大戦の時期に軍隊で適性評価に使用されたと言います。

しかし、その後多くの研究者は、IQテストが言語や論理的思考を重視しすぎており、創造性や感情知能、対人知能などの他の重要な知能や能力を無視していると指摘しています。また、IQテストの結果が文化や教育環境に大きく影響されるため、特定の文化圏や環境で育った人々に不公平な評価を与える可能性があるという懸念もあります。

なぜこれほどに、IQスコアが普及したのでしょうか。確かに、よくできた指標であることは疑いのない事実です。学業成績や職業上の成功と比較的高い相関があるとされており、一定の予測性があります。これにより、教育や職業選択の適性を判断する際に参考にされることが多いのです。

ＩＱスコアと生涯年収の関連については、研究で一定の相関が示されています。一般的に、高いＩＱスコアを持つ人は、学業や職業で成功しやすく、より高い経済的報酬を得る傾向があります。しかし、この関連性は必ずしも直接的で強いものではありません。

生涯年収には、ＩＱだけでなく他の多くの要因が影響を与えています。例えば、家庭環境、教育、社会的ネットワーク、職業選択、労働市場の状況、地域、個人の努力や能力、運など、さまざまな要素が絡み合って生涯年収が決まります。したがって、ＩＱと生涯年収の間に明確な因果関係を見出すのは難しいと言えます。

3　本当に育むべき「知性」とは何か

†ギフテッドに共通する性質

一般的に、ギフテッドはＩＱが一三〇以上であることが多いと言われています。そのスコアは、抽象的な概念や複雑な問題を理解し、解決する能力が優れていることと相関があります。新しい情報や技術を迅速に学ぶことができ、短期間で高いレベルのスキルを習得できるということで、社会で重宝される人となり得ます。

それにプラスして、好奇心が強く、学問や芸術を問わずいろいろなことに興味を持ち、知識を追求し続ける姿勢もあるという尊敬すべきメンタリティがあります。高い集中力を発揮し、長時間にわたって研究や作業に没頭できるのです。さらに、感受性が強く、感情表現も豊かであることが多く、芸術や音楽などの分野で才能を発揮したりもします。

したがって、知能指数だけでは測れない、創造性、リーダーシップ、運動、芸術など、さまざまな分野で顕著な才能を持っている人々と言えるでしょう。

歴史上、今で言うギフテッドな人たちはたくさんいました。いやむしろ、ギフテッドな人たちが歴史を動かしてきたと言うことができるかもしれません。彼らに共通しているのは、独自の視点を持ち、他人とは異なるアプローチで問題を解決したり、新しい発見や革新的なアイディアを生み出したりすることが得意な点です。だからこそ、自分の意見や価値観を持ち、他人に左右されずに自分の道を進むことができるのかもしれません。

†ギフテッド教育に注目が集まっている

世の中には、ギフテッドの子供たちがその才能を最大限に発揮できるようにサポートするための特別な教育プログラムがあります。個別指導、年齢に応じた学習内容よりも早いペースで学ぶ早修教育（アクセラレーション）、学習内容を深く広く学ぶ拡充教育（エンリッチメント）などが有名です。ギフテッド教育は、子供たちが持つ才能や潜在能力を十分に引き出すことを目的としています。

文科省が二〇二三年度から、ギフテッドの子供たちを支援する事業を始めると発表したことが各種メディアでも取り上げられ、話題を呼びました（文部科学省「『個別最適な学び』と『協働的な学び』の一体的な充実」より「児童生徒の発達の支援」https://www.mext.go.jp/a_menu/shotou/new-cs/senseiouen/mext_01512.html）。

米国等においては「ギフテッド教育」として、古典的には知能指数（IQ）の高さなどを基準に領域非依存的な才能を伸長する教育が考えられてきましたが、近年ではこれに加え、領域依存的な才能を伸長する教育や、特異な才能と学習困難とを併せ持つ児童生徒に対する教育も含めて考える方向に変化しています。

また、才能教育というと個人が過度に強調される場合がありますが、例えば国際水準の研究成果も現在は共同研究により生み出されることが多く、学際的な多様な才能が組み合わさることがブレイクスルーにつながることが注目されています。

例えば、単純な課題は苦手だが複雑で高度な活動が得意な児童生徒や、対人関係は上手ではないが想像力が豊かな児童生徒、読み書きに困難を抱えているが芸術的な表現が得意な児童生徒など、多様な特徴のある児童生徒が一定割合存在します。学校内外において、このような児童生徒を含め、あらゆる他者を価値のある存在として尊重する環境を築くことが重要です。

これを読んでみると、ギフテッド支援とは、単に類稀なる才能を持つ子供を見つけて早いうちから投資しようというわけではないことがわかります。

「特異な才能と学習困難とを併せ持つ児童生徒」は一般的に、〝2E（Twice-Exceptional）〟と言われており、「二重に特別」という意味があります。ギフテッドと言うと、完全無欠なスーパーマンのようで、人生をおくるのがイージーなのかと思いきや、実は生きづらさに苦しんでいると言うのです。

ギフテッドな人たちが抱える問題の一つとして、他人とのコミュニケーションや社会適応が挙げられます。彼らは、自分の考えや知識が他人と大きく異なることから、孤立感や理解されないという感覚を抱くことがあります。また、自分に対する期待やプレッシャーが高く、ストレスを感じることが多いとも言います。高い自己要求を持ち、過剰な自己評価や自己批判を行うことも少なくありません。

また、彼らの高い感受性や感情の豊かさが、人間関係のあつれきを生み、生きづらさの原因になることもあります。さらには、好奇心や興味が広範囲にわたるため一つのことに集中することが難しく、多動性や注意散漫が見られることがあります。

結果として、せっかくのギフトを与えられたにもかかわらず、自分の才能や知性を十分に発揮できないこともあるのです。どんなに頭が良くても社会とあつれきを生んでしまっては、幸福というわけにはいかないのです。

ギフテッドだからと言って特別扱いしてもいいわけではありませんが、彼らのような才能を最大限に活かす社会の枠組みが整っていないとも言えます。人間は一人ひとりがそれぞれ尊い存在であり、誰もが自分らしく生きる権利があります。

本当に育むべき「知性」とは

現代は、先の読めない不確実な時代という意味でＶＵＣＡ時代と呼ばれています。

ＶＵＣＡ時代とは、Volatility（変動性）、Uncertainty（不確実性）、Complexity（複雑性）、Ambiguity（曖昧性）の頭文字を取った言葉で、現代社会が抱える複雑で不確実な状況を表しています。

現代社会は、グローバル化、テクノロジーの急速な進展、環境問題、政治的・経済的な不安定要素など、さまざまな要因によってＶＵＣＡの特徴が強まっています。企業や組織は、これらの変化に対応するために、従来の戦略や経営手法だけではなく、こうした環境下でのリーダーシップや意思決定、柔軟な思考や革新的なアプローチが求められるようになっています。

ＶＵＣＡ時代においては、急速なテクノロジーの進化やグローバル化、政治や経済の不安定さなどが相互に影響し合い、未来を予測することが困難になっています。そのため、個々人も従来の知識やスキルに固執せず、新しい状況に対応できる、柔軟で創造的な対応力を持つことが重要です。

ＶＵＣＡ時代に必要とされるスキルは、以下のようなものと言われています。

1　柔軟性：変化に適応し、新しい状況や課題に対応できる能力。

2　創造性：新たなアイディアや解決策を生み出す能力。
3　視野の広さ：異なる分野や文化からの知識やアイディアを取り入れ、総合的な視点で問題を捉える能力。
4　コミュニケーション力：他者と効果的にコミュニケーションし、共同で問題解決を行う能力。
5　クリティカルシンキング：情報を分析し、論理的かつ独立した判断を下す能力。
6　自己学習能力：自ら学ぶ意欲を持ち、新しい知識やスキルを継続的に習得する能力。
7　リーダーシップ：チームや組織を導き、目標達成に向けて協力を促す能力。
8　感情知性：自分自身や他者の感情を理解し、適切に対応する能力。

これらのスキルは、数値で表すことができない能力として、まとめて「非認知能力」や「社会情動的スキル」などと呼ばれて話題を呼びました。

このような時代に、物事に粘り強く取り組み挫けない脳の働きのことを、「脳の持久力」と名づけることにします。本書では、この「脳の持久力」をキーワードに、ＶＵＣＡ時代を生き抜く真の「頭の良さ」について議論していきます。

ＡＩによる物体認識や自動運転技術の発展と相まって、最近の神経科学では、脳がもっている予測の能力がにわかに注目を集めています。脳とは、予測を作り出す装置だとさえ言われています。これまで脳は単に、入力に対して適切な応答を返すだけのブラックボックスだと思われていました。しかし、それ以上に複雑な挙動をしていることがわかってきたのです。次の章では、脳とはどういう臓器か、我々が見ている現実とは一体なんなのかについてじっくり見ていくことにしましょう、

＊第1章のまとめ＊

●「単細胞」であり「脳がない」粘菌にも知能があるのなら、一〇〇〇億個もの細胞がある脳は何のためにあり、脳が生きているとはどういうことか。
●ＩＱテストは現在多くの人に受け入れられているが、その解釈や尺度、文化的背景等には問題があり、完璧なテストとは言えない。
●ＩＱが高く才能に恵まれた人々「ギフテッド」に対する教育に注目が集まっており、文科省も支援を始めているが、実は彼らは生きづらさを感じている。
●コミュニケーション力などの社会性や感情知性などは数値で測れないため、従来の

知能やスキルと区別して「非認知能力」、「社会情動的スキル」などと呼ばれている。
●非認知能力を象徴するキーワードとして、「脳の持久力」を提案する。

【お勧めの文献・動画】

大黒達也『モチベーション脳――「やる気」が起きるメカニズム』(NHK出版新書・二〇二三年)
小塩真司他『非認知能力――概念・測定と教育の可能性』(北大路書房・二〇二一年)
中垣俊之『粘菌――偉大なる単細胞が人類を救う』(文春新書・二〇一四年)
中室牧子『「学力」の経済学』(ディスカヴァー・トゥエンティワン・二〇一五年)
D・マイヤーズ/村上郁也訳『カラー版　マイヤーズ心理学』(西村書店・二〇一五年)
森口佑介『自分をコントロールする力――非認知スキルの心理学』(講談社現代新書・二〇一九年)
ステファン・C・ドンブロウスキー「IQテストの闇の歴史」(TED)
https://www.ted.com/talks/stefan_c_dombrowski_the_dark_history_of_iq_tests?language=ja

第2章

注意しなければ知覚できない

さていよいよ、脳のしくみに迫っていきましょう。と言っても、いきなり脳細胞やそれを動かしている神経伝達物質のようなミクロレベルの話をしても、それがどのように認知の仕組みを生み出しているかなどについては、まだまだわかっていないことが多く、認知科学や心理学と、細胞レベルでの神経科学の間にギャップを感じてしまうことでしょう。

本章では、脳を外部世界とのインターフェースと考えて、その入力と出力の関係について考えてみたいと思います。脳は、機械や装置とはちがって、入力に対して一定の出力を出すわけではない、というのは何となくご存知かもしれませんが、それをどのように整理すればよいでしょうか。最新の脳科学に基づいて説明を試みますので、一緒に考えてみましょう。

1 脳は、どのように入力と出力をしているのか

†脳の入力と出力の関係を捉え直す

今、目の前に箱があるとしましょう。その中身を知りたいと思ったら、みなさんならど

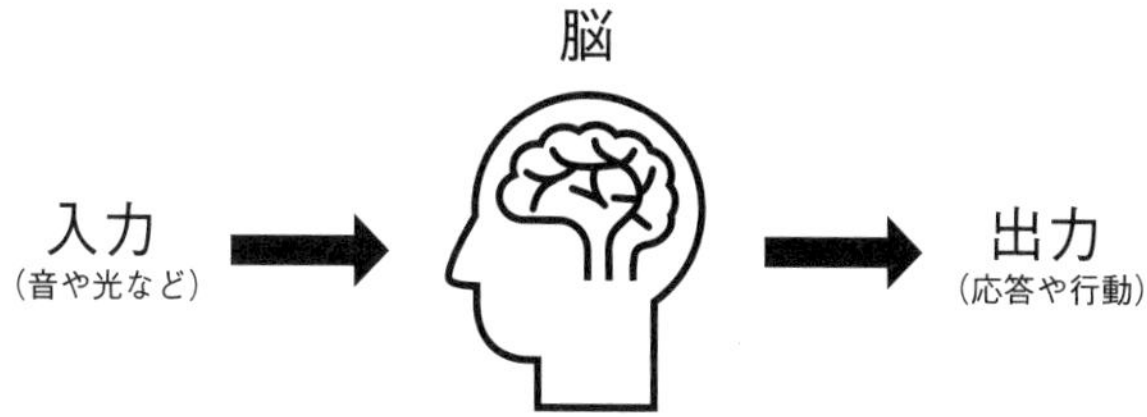

図①　従来の脳の考え方：脳は単なるフィルターや演算装置

うするでしょうか。とりあえず外見を眺めて、触ってみたり、持ち上げてみて重さを確かめたり、振ってみて音がするかと耳をすませてみたりするのではないでしょうか。これは、ブラックボックステストとして知られているもので、何か入力をしてその出力を見るというのが、中身のわからない箱の内容を推定する一般的な方法です。とりあえず振ってみるというように、気づかないまま、私たちはブラックボックステストをおこなっているのです。

脳もある種のブラックボックスですので、脳に対する理解のしかたもこれと同様に、入力をして出力を見るというのが一般的です。脳は、入力に対するフィルターとして働いており、何らかの計算を施したのちに応答や行動を出力する演算装置と考えられてきました（図①）。

しかし、脳についての研究が進むにつれ、脳を単なるフィルターや演算装置として捉えるのでは不十分であることが明らかとなってきています。

脳への入力は、音や光のような五感を中心とした感覚刺激や、心拍数や水分量など体の状態を知らせる信号です。このような体の情報を感知するしくみを「内受容感覚」と言います。これらの感覚は、体の末梢から中枢に向かって届く情報なのでボトムアップの入力と呼ばれます。このように、ボトムアップで脳に入力し、知覚に至るまでの過程を脳の〈第一のフィルター〉、「感覚フィルター」と呼ぶことにします。

これに対して脳には、トップダウンの入力もあることがわかっています。脳は経験や記憶に基づいて予測を生成し脳内モデルを形成しており、それを参照して出力をしています。このあと詳しく説明しますが、むしろこの脳内モデルの方が、我々が感じている脳の本質であると考えられます。つまり、脳には脳自身が作り出した入力が時々刻々と入ってくるのです。この脳内モデルとの参照過程を脳の〈第二のフィルター〉と言うことにします。

ボトムアップの入力とトップダウンの入力を脳で照合して、相応の応答を出力します。例えば、目の前にコーヒーカップがあってそれを取ろうと思ったら、目測で大体距離を把握し、それを運動の脳内モデルと照らし合わせて、どれくらいの速さで、どれくらいの筋力で、どれくらい腕を伸ばせばよいかを決定し、その通りに腕の筋肉を動かします。と同時に、腕を動かした分、重心が前に傾くので、前に倒れないよう姿勢を制御するために、身体中の筋肉を調節します。その結果、期待通りにコーヒーカップを掴むことができれば成功ですし、もし、例えば右に一〇センチメートルずれてしまったら、軌道を修正し脳内モデルを書き換えていきます。これは運動の例ですが、一般にこのように脳で決定した出力をどのように発露するかを決める過程を、脳の〈第三のフィルター〉と名付けましょう。

このように身体を思い通りに動かすこと一つとっても、非常に複雑な計算をしていることがわかります。これについては、第5章であらためて考察したいと思います。

脳には、自分がした応答や行動の結果生じた外部環境や内部環境の変化も、再びボトムアップの入力として入ってくるのです。これをフィードバックと呼びます。

実はボトムアップの入力にはゲートがあって、注意を向けて意識的に処理されるものと、非意識的に処理してしまうものの取捨選択がなされています。トップダウンの入力の方は、脳内モデルが時々刻々と書き換えられていきます。このプロセスを学習と呼び、記憶に基づいて新たな予測を作り出すのです。

脳内モデルとは、脳が外部の環境や身体の状態を理解するための仮想的な表現です。予測、知覚、行動の制御、学習など、さまざまな認知機能において重要な役割を果たしてい

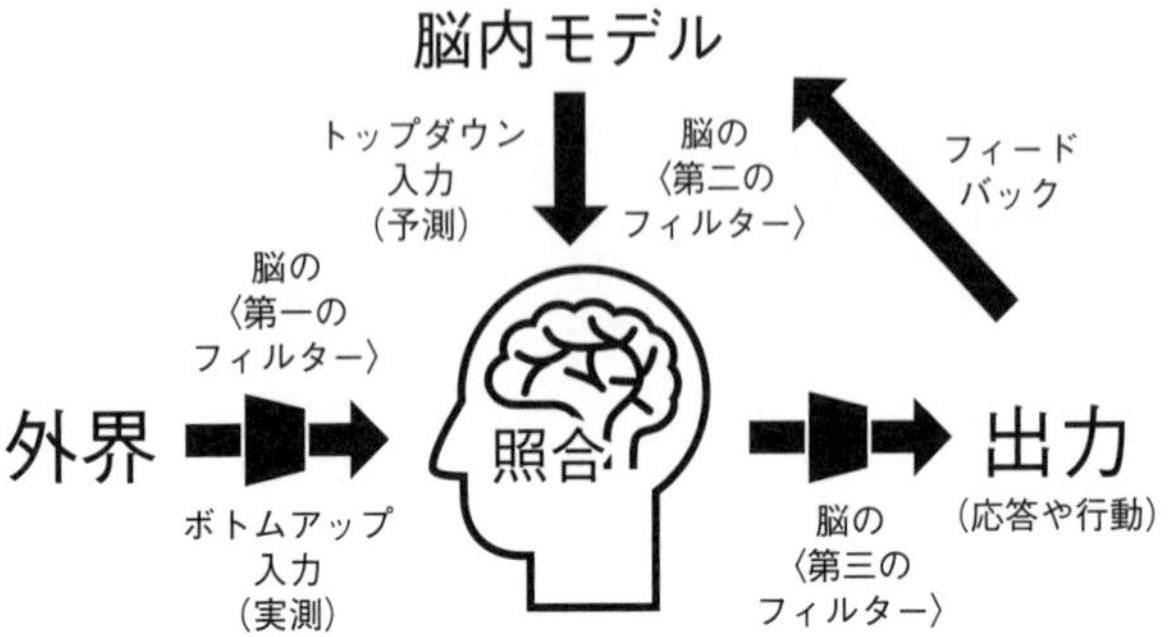

図②　本書で取り扱う脳の考え方：「頭の良さ」を分解して考えてみよう

ます。例えば、脳内モデルを使って、現在の状況から未来の状況を予測したり、感覚入力を解釈したり、身体の動きを計画したりします。これについては第5章で再び詳しく取り上げます。

このように、脳を単に入力と出力の間の演算装置と考える（図①）のはもはや古いモデルであり、前述のことをまとめるともう少し複雑な関係図となります（図②）。これらを一つひとつ分解して考えていきましょう。

†ストレス応答の発露

そもそも全ての生き物には、内部環境を一定の状態に保つ仕組みがあります。これを恒常性（ホメオスタシス）と呼びます。生物が生きているとはこの恒常性の維持に他ならず、多少の変化があってもそれに適応して、化学的、物理的には一定が保たれるように反応を繰り返します。この多少の変化のことを、広い意味でストレスと呼びます。

ストレスというと精神的なものを思い浮かべますが、例えば、光を感じた、音が聞こえた、というのもある意味でストレスとなります。これに適応して恒常性を保とうとする応答のことは「ストレス応答」と呼ばれます。このような、生体反応を取り扱う学問は「生理学」と呼ばれます。みなさんもいろいろなストレス応答を経験したことがあると思いますが、まさにストレス応答は生理学の教科書そのもの、「生理学のデパートやあ」といったところです。

恒常性のために、心拍数、呼吸、飢餓、痛み、体温の変化を感知していますが、先ほどご紹介した通り、自身の身体状態に対する感覚のことを「内受容感覚」と言います。これらの情報は通常、私たちが自身の身体をどのように感じているか、何が必要かを理解するのに役立ちます。

例えば、突然スズメバチに遭遇したら、心臓がドキドキして、消化は止まり、毛が逆立ち、筋肉の緊張が高まり、瞳孔が拡がるなどさまざまな臓器や器官が同時多発的に反応します。これを調節しているのが自律神経系で、その構成要素である交感神経は、このような「闘うか逃げるか」といった行動を促す反応を引き起こします。逆に副交感神経はリラックスを生じ、心拍は低下して消化が始まり、眠くなります。

外敵と思われている対象に出会った際、このような身体の変化と同時に私たちは、不快や忌避、恐怖などを感じます。これは、昆虫からヒトまで生物が共通して持っている原始的な反応で、「情動」と言います。このような情動は、生理的な反応や内受容感覚を感知した脳のストレス応答であり、反応を促進したり、新たな脅威を恐怖記憶として予測を作り出し、次に反応しやすくしたりする作用があります。

2 脳はできるだけ「省エネ」であろうとしている

†知覚とは何か

これらの感覚は、もちろん脳を活性化しますが、実は全ての感覚入力を感じられるわけではありません。ここで問題となってくるのが「意識」です。普段私たちは、全ての感覚が意識されると思いがちですが、身体の情報の中には意識に上らずに処理されるものも多くあります。むしろそっちの方が多いほどです。感覚情報が意識に上ることを「知覚する」と言います。知覚を担っているのは、主に大脳皮質と呼ばれる部位と考えられていますが、身体の種々のセンサーで生成されたボトムアップ入力が大脳皮質に運ばれて、晴れて知覚として認識されるまでには、いくつか障壁があります。これを先ほど〈第一のフィルター〉と名付けました。この過程を順番に説明していきましょう。

嗅覚を除く感覚情報は、大脳皮質に投射する前に「視床」と呼ばれる脳部位で一度中継されます。視床では、どの情報を大脳皮質に送るかを取捨選択していると言われています。これは「感覚ゲート機構」と呼ばれており、情報の大半は大脳皮質に送られずに非意識的に処理されます。先ほどご紹介した、外敵に出会った際に生じる情動やそれに基づく心拍数の上昇などの身体の変化は、非意識的に生じます。この身体の変化が後から知覚されて、「怖い」などと解釈されるのです。

例えば、飛行機に搭乗した際、最初は大きなノイズ音が気になりますが、そのうちあまり気にならなくなります。これは、ノイズのように情報量の変化がないものは、もはや知覚にあげる必要がないとして処理され、意識に上らなくなった結果です。一方で、ノイズに異音が混ざっていたりすると、注意が向いて「あれ、異音がするぞ」という知覚を生みます。意識には上っていなくても常に情報をモニターしており、情報量が変化していなければ、わざわざ知覚する必要はないと判断されるというすぐれた仕組みです。

他の例としてカクテル・パーティー効果が挙げられます。これは、ガヤガヤして何も聞こえないような賑やかなパーティー会場でも、自分の名前が呼ばれたり、気になる言葉が聞こえたりしてくるとそこに注意が向いて、聞き取れるという不思議な現象です。私たちは、非意識的に情報の取捨選択をしています。

この視床の感覚ゲート機構こそが生まれつきその人に備わった一つの能力とみなすことができます。アーティストと呼ばれる人たちは、私たちが何気なく取捨選択してしまっているものに注意が向き、知覚できるのかもしれません。その最もわかりやすい例として、指揮者が挙げられます。指揮者は、何十人といるオーケストラの全体のハーモニーはもちろん、同時に、その中から、フルートの音だけ、トランペットの音だけを聞く能力を持っています。もちろんこれらは、訓練によって身につくものではあると思いますが、天才的な音楽家は、常人にはないような感性を生まれながらに持っているのかもしれません。これについては第6章で再び考えてみたいと思います。

意識に上らせるかどうかの基準の一つに、変化が大きいか、情報量が多いかということが挙げられます。飛行機のノイズのように、ずっと変化がないものは次第に知覚できなくなります。これは視覚も同様で、理論上は、みなさんの目の前にある、動いていない真っ白な壁を私たちは知覚することができないはずです。なぜなら壁は変化に乏しく、動いていないも同然だからです。しかしながら、それを知覚できるのはなぜでしょうか。実はそれは、目が微妙に動いているからです。誰かの目をじっと見つめてみると、一秒間に三回程度の細かい振動をしているのに気がつきます。このような目の動きは、固視微動（サッケード）と呼ばれています。

私たちの脳は不思議なもので、一秒間に三枚の頻度で連続した画像を見せられるとそれを「動画」として認識してしまうと言われています。昔、パラパラ漫画で遊んだことがある人も多いでしょう。結局、視覚が認識しているものは「変化」ということになります。運転中に、あちこちと視点を動かしているのは、前に見た映像から変化があったかどうかを知るためです。

†脳の省エネと自動運転モード

脳は非常にエネルギーを食う臓器で、基礎代謝の二〇％は脳が使っていると言います。

これは肝臓や筋肉に匹敵するもので、特に意識して脳を働かせていない、ぼーっとしている時でさえエネルギーを消費しています。したがって、脳はできるだけ省エネであろうとします。ヒューリスティックという、必ずしも正しい答えを導けるとは限らないが、ある程度のレベルで正解に近い解を得ることができる方法をとったり、物事の判断をこれまでの経験や固定観念にしたがうことで、合理的でない考えをする認知バイアスを起こしたりするのも、省エネであろうとして思考のショートカットが生じてしまう結果です。

特に何に注意を向けるわけでもなく、ぼーっとしている時に働く脳内ネットワークのことは、「デフォルトモード・ネットワーク」と呼びます。例えば、安全な部屋の中でくつろいでいる際にルーティン・ワークをこなせたり、近所のコンビニに行く際には、特に道順や標識などに注意を留めなくても歩けたりするのはこのネットワークが働くためです。いちいち注意を向けていては、エネルギーを食うからです。

一方、新しい環境に身を置いたり、びっくりするようなことが起こったりすると、外部環境に注意が向き、いろいろなことが知覚できるようになります。よく、ハッと我に返ると言いますが、脳科学的に考えれば、デフォルトモード・ネットワークで自動運転している時の方が「我」で自己完結している状態で、はっとした時はむしろ外に意識が向くので、逆のような気もしますが。ともかく、この状態の時は「サリエンス・ネットワーク」と呼ばれる別のモードに切り替わります。そこからさらに、具体的に問題解決に向かう「セントラル・エグゼクティブ・ネットワーク」へと切り替わっていきます。この働きについては、第6章と第7章で触れたいと思います。

私は常々、日常を離れて新しい環境に身を置くことが脳を活性化し、ストレス解消になると述べています。外に注意が向かず、「心が閉じた」状態が続くのは心配です。あらゆることを過敏に感じてしまう状態になるのも問題ですが、変化を嫌うあまりに好奇心を発揮しないことが続けば、脳の柔軟性は失われてしまうと考えています。省エネモードを解除し、脳を働かせ続けるためには、脳の持久力が重要です。この点に関しては、第8章で再び考えてみることにしましょう。

3　見ているものは、実は存在しない？

†見ているようで見ていない

少し話題がそれましたので、元に戻しましょう。私たちが、目で見たものをそのまま知覚しているわけではない例をもっと挙げてみましょう。

最近のスマホのカメラには加速度センサーが付いており、手ぶれ補正がバッチリなので、多少動きながらでも静止した写真を撮ることができます。しかし、昔のカメラはしっかりと脇を閉めて、腰を落として微動だにしないようにしないとすぐぶれてしまいました。

生き物の目はよくカメラにたとえられますが、もし目が単に見たものを見たまま写すレンズだとしたら、動き回るたびに、もっと言えば、呼吸のために胸や頭が揺れたり、心臓がドキドキするたびに視界がぶれたりして、ものを見るどころではなくなるはずです。しかし、私たちはどれだけ激しく動き回っても、ぶれた映像を見たという自覚はまったくないはずです。

これは、目で見ている情報を元に、脳が情報を補完している根拠となります。最近の研究では、脳は過去に見た映像の一〇〜一五秒を平均化した映像を認識していることがわかり始めています。私たちが見ているのは、脳が作り出した幻想に過ぎないのかもしれません。

そもそも目に関して言えば、不思議なことばかりです。眼球の奥には、光を受け取るスクリーンのような構造である網膜が存在していますが、目のレンズを通った光は一点に集光します。これが焦点が合うという状態です。網膜上で最もピントが合う場所は黄斑の中心窩と呼ばれる部位です。網膜は、光を感じる細胞と色を感じる細胞で役割分担をしています。中心窩には、色を感じる細胞が集まっており、そのため色味がかって見えるので黄斑という名前が付けられています。

一方、私たちの目には、ピントが合っている像以外にも周辺視野があります。周辺視野を感じている網膜の部分には色を感じる細胞が乏しいため、白黒でしか見えないはずです。それでも私たちは、視野の全てに色を感じているはずです。しかも周辺視野における中心外視力は中心から離れるほど悪く、すりガラスを通して見ているような0.1程度のぼやけた視力しか得られないことがわかっています。

また網膜には、光や色を感じる細胞から脳情報を伝えるための視神経が束になっている部分があります。ここには光や色を感じる細胞が存在しないため、「盲点」と呼ばれており、原理上、何も像が映らないはずです。しかし、私たちの視野にはどこも欠けた部分は存在しません。実際には視野には欠けた部分があります。簡単な実験で、盲点の存在を実感できますので、自分の目で試してみてください。

たとえば、「盲点を体験しよう」（おもしろ科学実験室 https://www.mirai-kougaku.jp/laboratory/pages/231013_02.php）というウェブサイトをご覧ください。

そもそも網膜は二次元のスクリーンですが、私たちは両目で見ることで立体視ができ、三次元的にものを感じています。脳では現実世界を再構成しているとよく説明されますが、ここまで見てきた事実を合わせて考えれば、脳は再構成ではなく、まったく新しい世界像を作り出していると考えた方が辻褄が合います。それは、ある種の幻覚と言ってもいいのかもしれません。

さらに私たちの知覚には、脳内モデルが生成する予測に基づくトップダウンの入力も作用します。実は、大脳皮質から視床へ戻る回路が、視床から大脳皮質への投射よりもむしろ多く存在することも知られています。つまり、大脳皮質からのトップダウン情報が視床に伝達され、視床がボトムアップ情報と組み合わせて感覚入力の調整や選択を行う役割を果たしています。以上が、脳の〈第二のフィルター〉の正体です。

私たちが見聞きして知覚していると思っている現実は、脳内モデルの世界だったと言えます。ボトムアップの情報は、個々の感覚器の性能の違いや感受性によって変化し、トップダウンの入力は、各々の記憶や経験に基づいて形成されます。したがって、脳の数だけ現実があると言っても過言ではなく、私とあなたでは見ている世界が異なっていると考えて差し支えないことになります。そんな人間たちが、互いにわかり合うのはいかに難しいことかと思い知らされます。

†反応しないという選択

ここまで、脳への入力について見てきましたが、もちろん出力も異なります。脳の〈第三のフィルター〉です。ストレス応答のことを考えれば、何をストレスと感じるかも個人によって違えば、どんなストレス応答を発露するかもまったく異なります。例えば、暑いと感じても、ダラダラと汗をかく人もいれば、あまり汗をかかない人もいます。あるいは、たとえ何かを感じたとしてもそれに応答しないことも十分にあり得ます。

また、誰かが冗談を言って、たとえ面白いと感じても笑わない、表情が変わっているように見えない人もいます。私の祖父は、周りでどんなに面白いことがあってもあまり大袈裟に感情を表現したりしないタイプの人でしたが、話を聞いてみると、確かに面白いとか悲しいという喜怒哀楽を感じているとわかりました。

かくいう私自身も、身近な人から「あまり笑わない」とか「冷めているように見える」と言われることがありますが、心の中では大爆笑で踊り狂っていることもしばしばです。これは、筋肉や体をどう動かすかが個人によって異なるからです。どんな喜びも悲しみも、言葉で言わなければやっぱり伝わりませんよね。

さらに人間には、衝動を抑制する理性があります。例えば、「もっと」報酬を得たいという衝動を司っている脳の報酬系は、ドーパミンと呼ばれる脳内物質によって制御されており、側坐核《そくざかく》と呼ばれる部位や、前頭前野にも信号を送っています。その結果、私たちはより多くの報酬を得られるような意思決定をし行動を選択しますが、前頭前野から側坐核への信号伝達も知られており、側坐核の過剰な働きを抑制していると考えられます。これは、報酬を求めるあまりに不適切な行動を選択するのを思いとどまったり、他人の気持ちを考えたり、「空気を読んだり」することに他なりません。

前頭前野の神経回路は二五歳くらいまで成長を続けると言われており、ここが未成熟な未成年や、この回路が衰えてしまった老人が、状況判断の能力が損なわれたり、衝動的な行動をしてしまったりするのは、仕方がないことと言えます。また、例えばギャンブルのように日常的にドーパミンにさらされ続けることで、この抑制回路が壊れてしまうことも知られています。ギャンブルなどの依存症は、決して本人の意志が弱いからではなく、脳の機能不全であると考えられます。

このように、反応性にも個人差があり、衝動性を抑制し、落ち着きのある行動ができるかどうかも脳の特性によるものなのです。これについては、また第3章で詳しく見ていきましょう。

4　言語化できなくてもわかっている

†言語化という問題

さて、ここまでほとんどの感覚入力が非意識的に処理され、選ばれたほんの一部だけが大脳皮質に送られて知覚に至ると述べました。しかし、人間の場合はもう一つハードルがあります。それは、その知覚が言語化されるか否かということです。

自分で自分の体が今どういう状況に置かれているかがわかり、自分の気持ちをうまく言語化できることもありますが、「なんとなく嫌」とか「生理的に無理」というような気持ちに陥る時もあります。これは、知覚された情報がうまく言語化されない時に起こります。日常生活でも「言葉にできない」と言いますが、実は私たちは、いろいろな情報を言語として解釈しているのです。これをやっているのは、大脳皮質の左半球であることがわかっています。

大脳には右半球と左半球があります。これは人間だけでなく、どんな動物でも共通して持っている構造です。この右脳と左脳は、脳梁と呼ばれる太い神経線維の集まりで接続しています。ですから、巷で言われているような「右脳型人間」や「左脳型人間」なるものは存在しませんが、右脳と左脳で役割分担をしているのは間違いないようです。

これは、ロジャー・スペリーとマイケル・ガザニガが行った有名な「分離脳」の実験で明らかになりました。ある病気で、どうしても右脳と左脳を繋いでいる脳梁を切断しなくてはならない患者がいました。手術後に研究者らは、その患者の右目と左目にそれぞれ

「顔」という文字を提示して見せたのです。

右目からの入力は左脳で処理され、左目からの入力は右脳で処理されることがわかっています。右目から「顔」という文字を見た被験者は、自分が見えたものを言語として理解し、何が見えたかと聞かれると「顔」という文字が見えたと答えます。

ところが左目に文字が提示された被験者は、「何も見えない」と答えたと言います。しかし、見えたものを描いて下さいとお願いされると、顔の絵を描いたと言います（図③）。

多くの場合、左半球に言語を処理する脳領域である言語野が存在しているため、右目に情報を提示された患者はそれを言語化し、答えることができました。ところが、左目では言語化できなかったため、何が見えたかはわからないと答えるしかなかったのです。しかし、入力はしっかりと大脳皮質に届いて知覚されていたので、言語化する代わりに絵で描くことができたのです。

さらに、左脳には面白い働きがあることがわかりました。右の視野にはニワトリの足先を、左の視野には雪景色を見せました。その後、被験者にずらりと並べた絵の中から好きなものを選ぶようにお願いしました。被験者は、たくさんの絵の中から、左手でシャベル、右手でニワトリの絵を選んだと言います。その理由を尋ねると、被験者はそれを「言語

分離脳患者は脳梁を切断する手術を受けている。脳梁は、大脳の左右半球をつなぐ神経線維の太い束である。

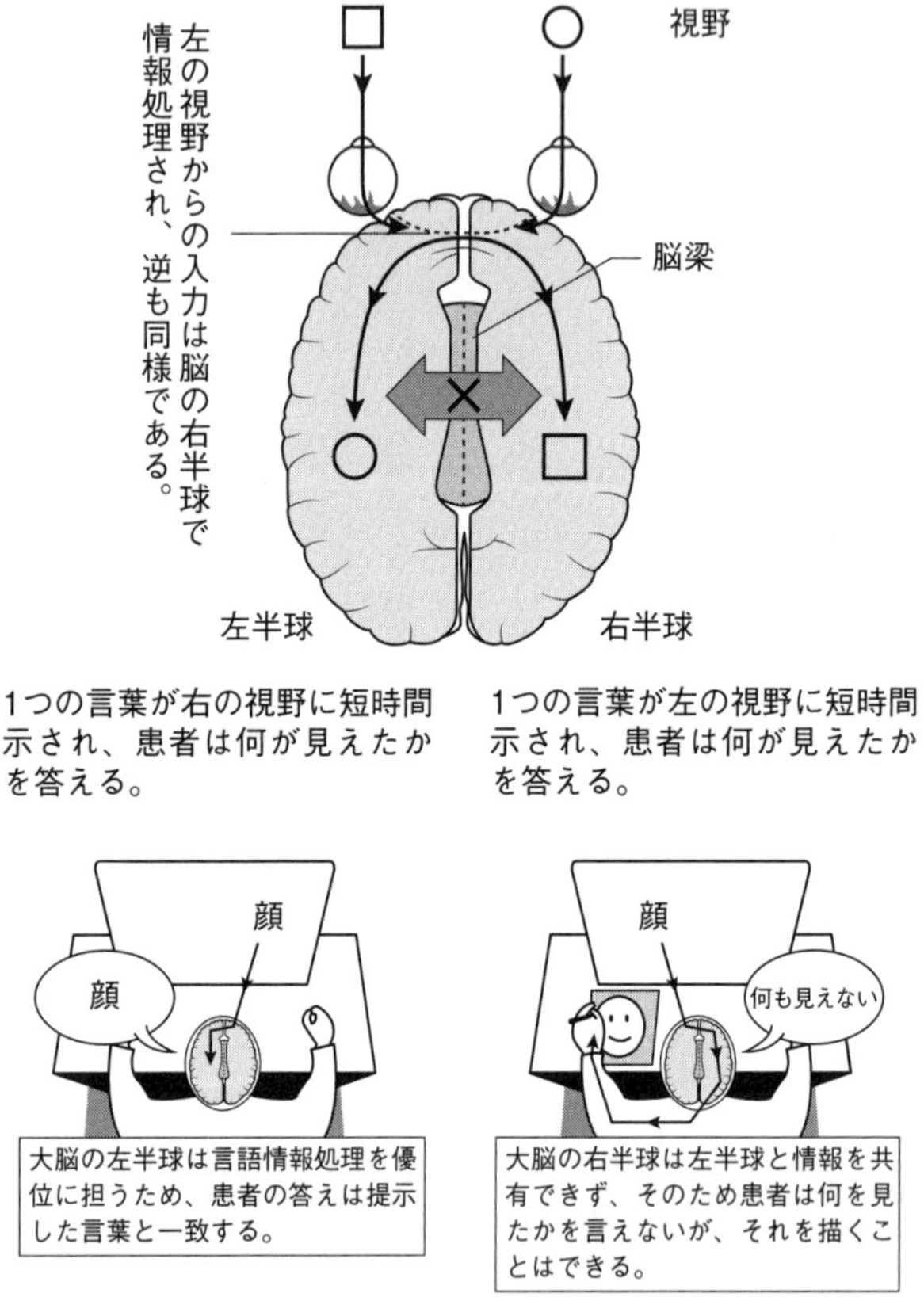

視野
左の視野からの入力は脳の右半球で情報処理され、逆も同様である。
脳梁
左半球
右半球
1つの言葉が右の視野に短時間示され、患者は何が見えたかを答える。
1つの言葉が左の視野に短時間示され、患者は何が見えたかを答える。
顔
顔
大脳の左半球は言語情報処理を優位に担うため、患者の答えは提示した言葉と一致する。
顔
何も見えない
大脳の右半球は左半球と情報を共有できず、そのため患者は何を見たかを言えないが、それを描くことはできる。

図③ 「分離脳」が教えてくれたこと（*Nature* ダイジェスト Vol. 9 No. 6　DOI: 10.1038/ndigest.2012.120616 より作成）

化」して、「足はニワトリのもので、ニワトリ小屋を掃除するにはシャベルが必要なので」と答えたと言います。

この時、被験者の左脳は右脳が雪景色を見たことを「知らない」が、左手がどういうわけかシャベルの絵を選んだことを説明しなくてはなりません。そこで、どうにかこれを解釈しようとして、「辻褄合わせの言い訳」を考えついたわけです。この左半球のプロセスは「解釈装置」と名づけられました。

その後の実験で、左脳の解釈装置は非常にでしゃばりで、なんでもかんでも辻褄を合わせないと気が済まず、そのためには、たとえ間違っていようともなんとかストーリーを作り出して説明しようとすることがわかっています。

みなさんも「どうしてこれを選んだのか？」と聞かれ、理由がはっきりしていなくても「いやなんとなく」とは言わず、あれこれと根拠を並べ立てた経験があるのではないでしょうか。ですが、なんとなく選ぶとか生理的に無理というのは、決してわがままでもたわごとでもなく、実際に右脳が何かを感じた結果なのです。

例えば、もし誰かが外出中に家のドアノブを右に五センチずらしておいたとしたら、帰宅した際、違和感を覚えるはずです。また、私の例で言えば、研究室で毎日見かけている学生の〝雰囲気〟が、今日はなんだか違うなと直観的に気づいたけど、なぜかはわからなかったという経験がごまんとあります（後で聞いたら、前髪を一センチ切ったとか化粧品を変えたとかで、その直観が正しかったことがわかるのです）。

左脳は、たとえ間違っていても辻褄を合わせるためにストーリーを作り出そうとしますが、右脳が感じることには根拠があるのです。私たちが直観的に感じているが言語化できない気持ちのあれこれは、正しい反応なのです。もっと自分を信じましょう！

†自己意識すら言語化

この左脳の解釈装置は、ありとあらゆるものを説明し尽くそうとします。人間はある日、体に次々と湧き起こるストレスに対処し、さまざまな疑問を解決してくれる便利な存在がいることに気が付きます。そうだこれを「自分」と名づけよう。そうやって自己意識なるものが確立されていくのです。

「感情」も、言語化により生まれたものと考えることができます。体には外部環境の変化に応じてさまざまな情動が生じますが、その中で左脳の解釈装置によって言語化されたものだけが、感情として知覚されるのです。それはおそらく、感情として言語化することで、その体験を学習し、記憶しやすくするためなのでしょう。賛否両論あると思いますが、言語を持たない赤ちゃんや動物には「感情」は存在しないと言うこともできます。あるのは、情動に伴う肉体の変化だけです。

情動は、英語ではemotionです。通常、emotionを感情と訳しますので、感情と情動を日本語で区別していないことがわかりますが、きっちり区別すべきです。いわゆる感情、気持ちのことは、英語ではfeelingsになります。emotionは、「外に」を意味するeと「動き」を意味するmotionからなります。ここからも外に見える形で表出するものが情動であり、内なる現象である感情とは一線を画しているとわかります。

さらに、自己意識の確立に欠かせないのが、エピソード記憶と呼ばれる種類の記憶です。これは「あの時、ああだったなあ」と思い出せる類の記憶です。このエピソード記憶の確立は二〜三歳と言われていますが、自分の体験を言語化することが欠かせないことから、言語の獲得とともに発達すると考えられています。エピソード記憶については、第4章で取り上げることにします。

なぜ私たちは、言語を持たない赤ちゃんや動物にも自己意識があり、感情を持つと思ってしまうのでしょうか。それには、人間の脳がやはり発達とともに獲得する「心の理論」

という、共感や意図推論の能力が関係してきます。これについては第7章で詳しく見ていくことにしましょう。

いずれにせよ、どのように言語化するかが「自分」というものであり、外部環境の変化に対して湧き起こる情動や肉体変化に、どんな言葉を割り振っていくかが左脳の解釈装置の働きであり、各々が異なる脳のフィルターを持っていることになります。

この言語化のフィルターは個々の経験や記憶に基づくもので、誰一人として同じものはありません。おそらくは、その状況を説明する最も確からしい言葉を、ほぼ瞬時に検索して当てはめているに過ぎません。

†脳は生成モデルなのか

実は、そうやって文脈から最も確からしい言葉を選択して文章を作っているのが、今流行しているチャットGPTなどに代表される大規模言語モデル（LLM）です。これは、過去の文献などをデータベースにして大規模に学習させ、その上で、質問に対する最も的確な答えを生成し、もっともらしい言葉で繋いでいくというのが基本的な設計です。

ここまで述べてきた通り、私たちが知覚しているものの大半は、左脳の解釈装置によって言語化されてきたものであり、過去の記憶と経験によって生成された予測に基づいて、もっともらしい応答を繰り返しているのに過ぎないのかもしれません。

私たちは、言語によって生成された感情を指して「心」だと思っています。つまり心というものは、言語によって生成されている事象に過ぎないのかもしれません。だとすれば、もっともらしい言語を生成するチャットGPTには心があるということになりますし、言語化の働きを外在化してしまえば、脳が唯一の心のありかということもなくなってきます。こうして、「心の時代」が終焉したのちに、私たち人類はどんな時代を経験するのか。脳は何のために存在するのか、考えてみる必要があります。これは最終章でしっかり考えてみるつもりです。

＊第2章のまとめ＊

- 脳は単なる演算装置としてではなく、より複雑な動作や学習、予測を行う装置として理解されるべきである。
- 脳は全ての感覚入力を感じるわけではなく、視床の感覚ゲート機能を通じて情報の取捨選択を行い、変化や情報量が多いものを優先して知覚するように働く。

●脳は省エネを目指し、全ての感覚入力を意識しないで処理し、状況に応じて異なる情報に注意を向け、脳が作り出した新しい世界像に基づいて知覚している。
●感覚入力の選ばれた一部が大脳皮質で知覚されるが、それが言語化されるかどうかにかかわらず、個人の経験や記憶に基づいて独自の現実を生成している。

【お勧めの文献】

マイケル・S・ガザニガ／柴田裕之訳『人間とはなにか――脳が明かす「人間らしさ」の起源〈上・下〉』（ちくま学芸文庫・二〇一八年）
アニル・セス／岸本寛史訳『なぜ私は私であるのか――神経科学が解き明かした意識の謎』（青土社・二〇二二年）
リサ・フェルドマン・バレット／高橋洋訳『情動はこうしてつくられる――脳の隠れた働きと構成主義的情動理論』（紀伊國屋書店・二〇一九年）
ディーン・ブオノマーノ／柴田裕之訳『脳にはバグがひそんでる――進化した脳の残念な盲点』（河出文庫・二〇二一年）

第3章

脳の働きがいいとは、どういうことか

頭の良さに、脳の働きが関係していることは間違いありません。脳も細胞でできており化学物質で動作する臓器にすぎませんが、その働きが良いとは具体的にどういうことなのでしょうか。この章では、ニューロンが織りなす神経回路の間のシナプス伝達と呼ばれる情報伝達と、その効率の柔軟な変化である可塑性という観点から、頭の良さの根本とその生涯を通じた変化について考察を深めたいと思います。

1 脳は、本当に固くなるのか

†頭が固いとか柔らかいとは、どういうことか

人は往々にして、歳をとると考え方が頑なになって、周囲から「頑固者だなあ」などと思われてしまうこともあります。意固地になっている人に対して「この石頭！」と言ったりもしますね。逆に、状況に応じて柔軟に物事を考えられる人のことを「頭が柔らかい」と表現したりします。ものを考える際の柔軟性について、昔から〝頭〟を含む慣用句があったのは大変興味深く、頭が固いとか柔らかいという表現をしていたのは、現代科学の見

地からもなかなかいい線を行っています。

ここで言う固いまたは柔らかい頭というのは、実際は脳のことを指しているわけですが、脳の固さとは科学的にはどういう現象なのでしょうか。実は最近の科学では、歳をとったり、新しいことにチャレンジしたりしなくなると、本当に物理的に〝脳が〟固くなるということがわかってきています。

脳も細胞からできていて、脳細胞は互いに情報をやりとりしていることは有名です。脳細胞の働きの観点から言うと、〝頭が柔らかい〟状態というのは、脳細胞同士のコミュニケーションが円滑で効率が良いことを指します。

脳でネットワークを形成している脳細胞は、神経細胞（ニューロン）と呼ばれています。人間の脳には、約一〇〇〇億個のニューロンが存在していると言われています。細胞というと丸いものを想像しますが、脳細胞は特徴的な突起をたくさん持っている樹木のような構造をしています。そのうち、樹状突起と呼ばれる非常に細い突起は、他の細胞からの情報を受け取るアンテナの役割を持っています。

さらにニューロンは、軸索と呼ばれる細長い突起を通常一本だけ持っており、これは他の細胞に信号を送るケーブルの役割を果たしています。軸索には、一ミリ離れた細胞まで届く長さになるものもあります。ニューロンの細胞体は全長五ミクロンほどですが、仮にそれがテニスボール大だとすれば、二〜三キロメートル先にまで信号を送っている計算になります。この電気信号の速度は、毎秒一〇〇メートルにも及びます。

ここで誤解されがちですが、電気信号がそのまま次のニューロンに伝わるわけではありません。大半のニューロンでは電気信号を化学物質の放出にいったん置き換えてから情報を伝達しています（電気信号をそのまま伝えるタイプの信号伝達もあることが知られています）。また、ここで言う電気信号というのは、コンセントから取れる電気とは全く性質の異なるもので、脳から電気を直接取り出して発電するのは実際は難しいと考えられます。ただ、電気を測定する計測機器で脳の活動を計測できるので、脳は電気的な活動によって動作している、と言うことができます。

このニューロンによる電気的な活動を、「神経インパルス」または「活動電位」と呼びます。業界用語では、発火すると言ったりスパイクを発するなどと言ったりすることもありますが、いずれもニューロンの電気的な活動を指します。

実際のニューロンの情報伝達は、ニューロンとニューロンの繋ぎ目で生じる化学伝達であり、この接合部をシナプスと呼びます。神経伝達に使われる化学物質を神経伝達物質、神経伝達物質による情報伝達のことをシナプス伝達と言います。一個のニューロンには数千から数万のシナプスが存在すると言われています。

これまでに報告されている神経伝達物質は一〇〇種以上あり、例えば、心と体のバランスを整えるセロトニンや、報酬を期待し高揚感をもたらすドーパミン、覚醒や興奮をもたらすノルアドレナリンなどは聞いたことがあるのではないでしょうか。シナプス伝達こそが、私たちの性格や気質、運動能力や知能などにも関与していると一般的には考えられています。

†ニューロンの電気信号は減衰せずに伝わる

シナプスは一対のニューロンで形成されていますが、情報を送る方のニューロンをシナプス前細胞、情報を受け取る細胞をシナプス後細胞と言います。シナプス前細胞と後細胞の間には、二〇〜五〇ナノメートルほどの隙間（シナプス間隙）が空いているため、活動電位はここでいったん止まります。シナプス前細胞から放出された神経伝達物質は、シナプス間隙を拡散することによって伝わります。

シナプス前細胞からは、軸索の上を電気的な方法を使って情報を伝えていきますが、ここで届けたい情報は「電気が発生した」ということです。ですから、一ミリメートルの間、減衰せずに伝えられることが重要となります。

軸索自身は、金属などと比べてあまり導電性が良いものではなく、実際に電流を流してみてもあっという間に減衰してしまいます。私たちの頭の上を走っている電線の多くは銅だと思いますが、それでも全く減衰なしに伝えることは難しく、多かれ少なかれロスが発生してしまいます。しかし、脳の中で発生した電気信号が途中でロスして、目的地まで到達してくれないと困りますよね。そこで、ニューロンの軸索上では、減衰しない巧みな仕組みを使って電気的な情報を伝導しています。

そもそも、ニューロンが発生する電気信号は、細胞の内側と外側のナトリウムやカリウムなどのイオンのバランスの変化によって作られています。ニューロンに刺激が伝わると、一瞬にしてこの細胞内外のイオンバランスが変化するために電気的な変化が生じます。軸索上を伝わるのは、局所的な細胞内外のイオンバランスの変化であり、そのため、まるでドミノ倒しのように次々とその変化が再生成されるため、減衰することがないのです。

シナプス前細胞の終点には、神経伝達物質を含んだ小さな袋が存在しており、電気信号をトリガーとして、この小さな袋が細胞膜の一端と融合します。大小二つのシャボン玉が触れ合って一つになるようなところを想像していただければいいでしょう。このような過程は、「開口放出」と呼ばれており、このようにして神経伝達物質を細胞の外に放出します。

明らかに電気信号をそのまま伝えた方が速いのに、なぜわざわざいったん化学信号に置き換えて情報を伝達するのでしょうか。実際、この開口放出の過程では一〜二ミリ秒の遅延が生じています。それでもなお神経伝達物質を利用する理由は、情報の質を変化させるためと言うことができます。神経伝達物質は、一〇〇種類以上もあるとされており、その中には、伝達によって隣の細胞を活性化させるものもあれば、活動を抑制するものもあります。さらには、瞬間的に強い刺激をもたらすものもあれば、持続的な活動をもたらすものもあります。このように、神経伝達物質を使い分けることで、多様な情報を表現できるのです。

さらに、受け手であるシナプス後細胞は、神経伝達物質を受け取って細胞内部に化学的変化をもたらす受容体を持っています。この受容体にも多様性があり、必ずしも神経伝達物質に一対一で対応しているわけではなく、同じ神経伝達物質に対して異なる反応を示すことで複雑な情報表現をしているのです。

シナプス後細胞で、他の細胞からの情報を受け取っているのは樹状突起と呼ばれるアンテナのような構造で、その上にはスパイン（棘突起）と呼ばれるトゲのような膨らみが所狭しとあり、そこでシナプスを形成しているのです。一つのニューロンには数千から数万個ものシナプスがあると言われており、ニューロンは一つ一つのシナプスで生じるプラスマイナス、多種多様な情報を統合して、また次のニューロンへと電気信号の形で情報を伝達するのです。

†シナプス可塑性

さらに面白いことに、このシナプス伝達は常に一定ではなく、状況に応じて強めたり弱めたりすることで、その効率が長期にわたって変化する性質があるとわかっています。シナプス伝達の効率を変化させるには、一度に放出する神経伝達物質の量を増やすか、一度に受け取れる神経伝達物質の量を増やすかのどちらかが考えられますが、実はその両方が生じていることがわかっています。シナプス後細胞のスパインのサイズが大きくなったりすることも知られています。これによって単位面積あたりに存在する受容体の数が増えることで、一度にたくさんの情報を処理できるようになるのです。

この現象は総じて「シナプス可塑性」と言います。「可塑性」というのは聞き慣れない言葉かもしれませんが、英語で言うと「plasticity」と言い、柔らかく、自在に形を変えることができるプラスチックと同じ語源の言葉です。それと同様、脳のシナプス伝達も状況に応じて変化できるのです。

この状況に応じて柔軟に変化できる状態こそが、「頭が柔らかい」ことの正体です。伝達効率が長期にわたって変化する現象は、長期増強と呼ばれていますが、これが学習や記憶の、きわめて基本的な基盤となっていると考えられています。

2　学習効率を上げるためのルール

†脳にある二つの学習則

学習の効率を上げるには、どのシナプスの効率を高めるかの見極めが重要となりますが、そのルールは意外とシンプルであることもわかっています。

心理学者のドナルド・ヘッブが提唱した学習ルールは、頻繁に使うシナプスが強化され、あまり使われないシナプスは弱められるというものです。「ヘッブの学習則」と呼ばれるこのシンプルなルールは、現在使われている人工知能の主流のアルゴリズムであるニューラルネットでも採用されています。ニューロンが活動電位を引き起こすことを、業界用語で「発火する（fire）」と表現することから、「Fire together, wire together」という短い標語でよく知られています。

最近では、他にも学習ルールがあることがわかってきました。脳科学者である塚田稔が提唱している「時空間学習則」では、シナプス後細胞が活動電位を生じなくても、複数のシナプス前細胞の入力が同期することで、その結合が強められると言います。人工知能学者のジェフ・ホーキンスは、このシナプス前細胞の同期性入力が高まるような状況こそが「予測」であると提案しています。

同期性入力が高まるような環境には、樹状突起そのものがアクティブに活動を引き起こす、あるいは局所的に細胞外のイオンバランスをあえて変化させておく、あるいは樹状突起の電気的な性質を部分的に変化させるなどさまざまな要因が考えられますが、まだどの説が正しいのかはっきりとはわかっていません。いずれにしても非常に微小な世界の話です。

†脳の自動運転モード

シナプス可塑性は、加齢とともに生じづらくなると言われています。脳は省エネが第一原則ですから、入力のたびにいちいちシナプス伝達の効率を変化させていては余分にエネルギーを使用してしまいます。したがって、その人にとって重要度がさほど変化しない情報に関しては、簡単に増強したり失われたりしないように、シナプスの外側からギブスのように覆ってしまうことが知られています。これが、加齢で頭が物理的に固くなる理由です。

私たちは大人になると、ある程度「こうきたら、こうする」というように定型的な行動パターンが決まってくるものです。言い換えれば、脳の自動運転モードのようなもので、例えば、近所のコンビニに行くのに、特段変わったことがなければそこに新たな学習や記憶が生じる余地はありません。あるいは、定型的な脳の反応パターンのことを「常識」と呼ぶのかもしれません。それでも、脳の可塑性は、生涯にわたって続くので決して諦めてはいけません。

逆に子供の脳では、ありとあらゆるものが新しく、記憶・学習する余地が多分にあります。このような時期は感受性期（あるいは臨界期）と呼ばれ、七〜八歳頃まで続くと言われています。このような柔軟な対応があればこそ、例えば日本で日本人の両親から生まれた子供でも、アメリカで育てば英語が母語になることも可能なのです。

脳は、現在直面している環境に応じて柔軟にその回路を書き換えられるよう設計されています。したがって、何らかの理由で例えば視覚に不具合が生じても、他の感覚で補って不自由なく暮らしていくことができるのです。このような書き換えは生涯続きますが、言語のように、一度決まったらあまり変化しないものについては、早々に回路を安定化させることが知られています。それが感受性期のしくみだと考えられます。

幼少期の脳の回路は、必要に応じて作っていくというスタイルではなく、先にたくさん作っておき、そこから必要なものを取捨選択していくという一見無駄に思えるようなことをしています。このプロセスは「刈り込み」と呼ばれていて、適切な数に〝減らしていく〟ことが、定型的な発達には必要だとも言われています。

†能動的に経験しないと見えるようにならない

では幼少期から子守唄のように英語を流していれば話せるようになるのかと言われると、

それは少し難しいと考えられます。それを実証する有名な実験があります。

二匹の生まれたての子ネコを、一匹は自由に歩けるように、もう一匹は、自由に動ける子ネコに繋がれたゴンドラの中に乗せられ、自分で動き回ることができない状態におきます。このようにして育てられた二匹の子ネコが大人になった際、彼らの視覚はどのようになったと思いますか。驚いたことに、どちらも目は開いていたにもかかわらず、自由に動き回ることができた方のネコは正常に視覚を発達させることができたのに対して、ゴンドラにただ乗せられて動いていただけのネコは、視覚を発達させることができず、正常にものを見ることができなかったと言います（図④）。

つまり、脳を正しく働かせるためには、経験が重要なのです。それも単なる経験ではなく、「能動的に」動くことが重要です。能動的ということの裏には、たくさんの試行錯誤、たくさんの失敗の経験が必要という意味が含まれています。

これまで脳は予測を作り出す臓器であり、経験によってこの世界がどうなっているかの予測である脳内モデルを形成すると説明してきました。この予測は、実測との誤差によって修正されることで日々アップデートを繰り返しています。したがって、いくら経験を積んでも、適切なフィードバックがなければそれが脳内モデルとしては機能しないと考えら

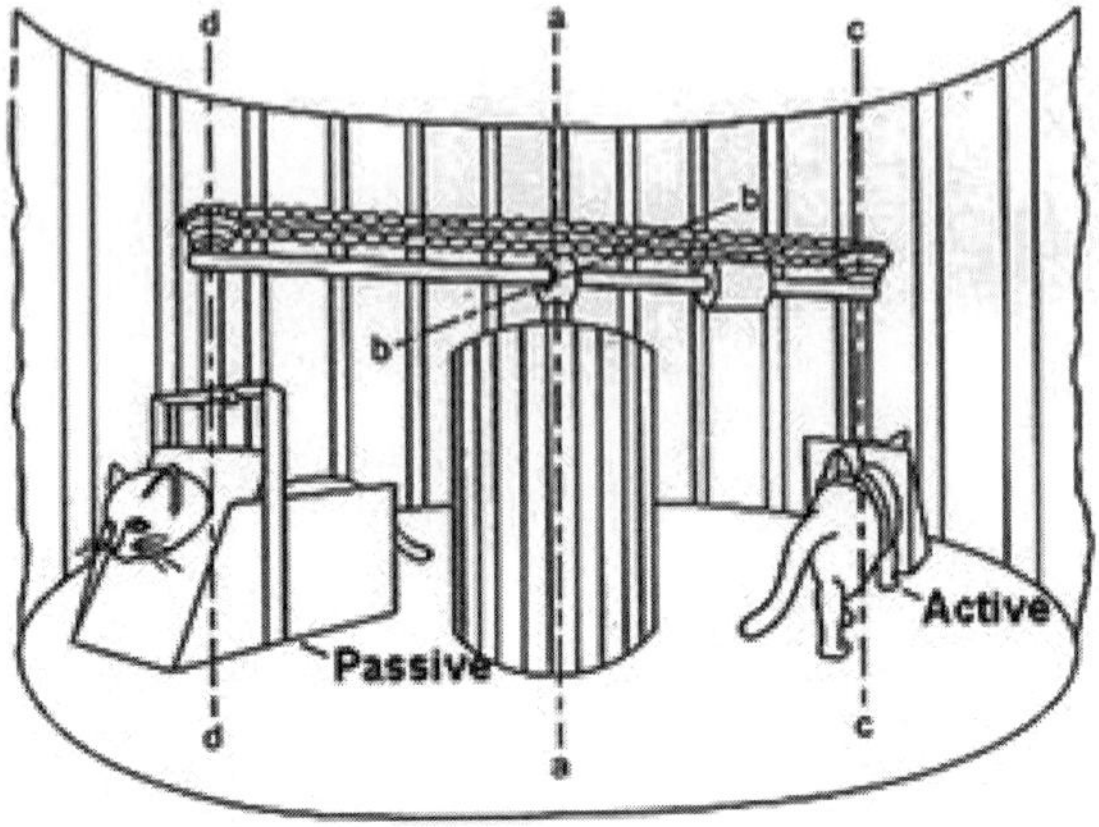

図④　能動的な子ネコと受動的な子ネコ（Held and Hein, *Journal of Comparative and Physiological Psychology*, 1963 より一部改変）

れます。

音楽や英語の能力は幼少期からの教育が取り沙汰されがちですが、全ての能力においてこのように能動的な経験が必要です。赤ちゃんを見ていると、起きている間は、自分の指を口に入れてみたり、ものを投げてみたりと無限とも思われる試行錯誤を繰り返しています。発音ができるようになってからは、意味のわからないことを延々と喋っているように感じますが、あれが試行錯誤のプロセスですので、決して邪魔をしてはいけません。思い通りに身体を動かせるようになる運動学習についての考察は、第5章でじっくり行いたいと思います。

†社会性にも感受性期がある?

近年では、社会性のような能力にも感受性期があることがわかっています。これは、一九五〇年代に心理学者のハリー・ハーロウがサルを使って行った一連の衝撃の実験結果が基になっています。ハーロウは、幼少期に子ザルを母親から隔離して一匹で飼育し、針金でできた母親を模した人形(代理母)と、タオルでできた柔らかい人形のどちらを好むかによって、幼少期の愛着形成について明らかにしようとしました。その結果、一貫して子ザルは柔らかい素材でできた代理母を好むという結果が得られ、幼少期における身体的接触の重要性が明らかとなりました。

隔離して育った子ザルは精神的に非常に不安定で、ちょっとしたショックですぐに重篤なうつ状態になったり、拒食症に陥ったりしたと言います。もっとも興味深いのは、そのように隔離されて育った子ザルは、大人になってから群れに戻されても、正常な社会性を築くことができなかったという事実です。異性に全く興味を示さず、正常な生殖行動を取ることができなかったそうです。生殖行為などは本能的なものであり、誰に教わらなくともできると思われてきましたが、本能的な行動ですら後天的に形成されるものなのです。

ハーロウの実験からわかることは、人間でも幼少期の養育者とのスキンシップや、社会的相互作用がきわめて重要で、ある期間を過ぎてからそれを再形成させようとしてもすでに遅い可能性が高いということです。幼少期に親や家族、友達との関係においてさまざまな試行錯誤や失敗をしたことがないと、正常な社会性を育むことができないのです。友達付き合いは大人になってからでいいと小さいうちは〝お勉強〟ばかりに励ませると、大人になってから取り返しのつかないことになる可能性があります。友達付き合いは、音楽や英語の能力よりも重要なものだと思います。

「耳が育たない」だとか「脳が閉じちゃう」からという理由で、音楽は何歳までに始めた方がいい、英語は何歳までに始めないとダメといった話をよく耳にします。もちろん我が子を天才にしたい、あるいは自分がしてきたような苦労は子供にはさせたくないという思いは親なら誰もが持つものです。しかし、人間、特に子供にとってはたくさん失敗することが重要なのです。能動的に試行錯誤できる環境はできるだけ与えて、答えは与えない。あとは本人のしたいようにさせる、というのが実は親や上司、指導者としての正しいスタイルなのかもしれません。

3　若い時の知力と、歳を取ってからの知力

†流動性知能と結晶性知能

私は、加齢と老化は別の現象として捉えるべきだと考えています。なんでもかんでも加齢のせいにするのはよくありません。とはいえ、歳を取ると知能や記憶力は衰えていくように思えます。それは、これまで述べてきたように可塑性が生じづらくなるからです。しかし、完全に道が閉ざされるわけではありません。「歳を取ると共に、物忘れが激しくなってきた」と感じる人も多いかと思いますが、細かいことを思い出せないのは正しく脳を使えている証拠でもあります。これについては第4章で詳細に説明します。

確かに、推論能力のような知力は二五歳頃をピークに減少に転じることがわかっています。これは、さまざまな年齢の人を集めて比較すると、やはり若い人の方が推論能力が平均して高めの人が多く、年長者の方が総じて低いのです。しかし、同じ人を長年追跡してみると意外と知力は安定しており、むしろ六〇歳頃に緩いピークが訪れて緩慢に減少して

いくというデータも得られています。一人の人間の中では、生涯を通じて知力は安定的であると言うこともできます。

これは、知力をどのように評価するかによって変化するということでもあります。

例えば、若い頃は、新しい問題や状況に対処するために必要とされるような抽象的な思考や推論能力が高く、成人期後期には低下していきます。他方で、学習や経験を通じて得られた知識やスキル、特に言語能力や推論の能力は、高齢になるまで増加し続けると言われています。アメリカの心理学者レイモンド・キャッテルは、これらの能力に「流動性知能」と「結晶性知能」と名付け、老いることは能力が低下するだけではないという説を提唱しました。

記憶の再生能力や情報処理能力は若い頃の方が高い傾向にありますが、語彙や知識に関しては、経験を重ねた年長者には敵いません。また、意思決定を行う際に、歳を取るにつれ不安や抑うつ、怒りなどといったネガティブな感情に振り回されなくなるというメリットもあると言います。もちろん流動性知能は下がりますが、複数の視点でものごとを見たり、社会的推論が向上し難しい局面でも見識のある意見を述べたりすることができるようになります。若いと、なかなかそうはいきません。歳を取ることも、悪いことばかりではありませんね。

†粘り強い可塑性

先ほどの赤ちゃんの例で見たように、試行錯誤を繰り返し脳の予測モデルを時々刻々と変化させることで、脳は成長していきます。本当に賢い人は、受け入れ難い困難を前にしても常にコツコツと音がしそうなくらい努力を続け、挑戦をしています。このようにして獲得した学習や記憶はなかなか失われづらく持続的です。私はこのように〝自分が変化し続けることで変化に耐える〟可塑性を、「粘り強い可塑性」と呼んでいます。

そしてこの粘り強さを可能にしているのが、脳の持久力です。そのメカニズムについては、第8章で再び考察したいと思います。

粘り強い可塑性を可能にするには、失敗を許容する社会でなければいけません。失敗したこともないような人に安心して投資することなどできない、と言われる国もあるそうです。失敗が経験となって脳内モデルが豊かになると思えば、一度も失敗したことがないのは未熟の象徴のように思えます。ですから「効率よく、タイパはどうか」などと、短期的な成果に飛びつくのではなく、答えがなかなか出ない問題に寄り添い考え続けることも大事にしたいものです。それができるのは脳が可塑性を備えており、柔らかい性質を持っているからです。回路を必要に応じて柔軟に書き換えるなんて芸当は、今のところコンピューターにはできそうもありません。

脳が持つシナプス可塑性は、経験に応じてどの回路を強め、弱めるかという結合パターンとして保持されています。この結合パターンこそが、記憶の根源であり、ある特定の神経回路を人工的に活性化することによって、ある種の記憶を想起することもできると言います。次の章では、このシナプスの結合パターンに埋め込まれた記憶力というのは、どういうものなのか深掘りしていきたいと思います。

＊第3章のまとめ＊

- ニューロンは、樹状突起を通じて情報を受け取り、軸索を介して他の細胞へ信号を送ることで、シナプスを通じた化学伝達による多様な情報伝達を行い、脳の機能を支えている。
- シナプス伝達は、状況に応じて効率が変化する「シナプス可塑性」という性質を持ち、この柔軟性が頭の柔らかさや長期増強と関連し、学習や記憶の基本的な基盤となっている。

●脳の正しい機能発達には、能動的な経験と多くの試行錯誤が重要であり、幼少期の社会性の発達には親や他者との身体的・社会的相互作用が不可欠である。

●加齢と老化は別の現象であり、加齢による可塑性の減少はあるものの、経験や知識の蓄積により異なる知能の側面が発展するため、加齢が全ての能力の低下を意味するわけではない。

●脳は経験を通じて予測モデルを変化させ、試行錯誤を重ねることで成長し、獲得した学習や記憶は持続的であり、これを「粘り強い可塑性」と呼ぶ。

【お勧めの文献】

デイヴィッド・イーグルマン／大田直子訳『あなたの脳のはなし――神経科学者が解き明かす意識の謎』（ハヤカワ・ノンフィクション文庫・二〇一九年）

デボラ・ブラム／藤澤隆史・玲子訳『愛を科学で測った男――異端の心理学者ハリー・ハーロウとサル実験の真実』（白揚社・二〇一四年）

ジェフ・ホーキンス／大田直子訳『脳は世界をどう見ているのか――知能の謎を解く「1000の脳」理論』（早川書房・二〇二二年）

第4章

記憶という不思議な仕組み

「何か一つ、脳の働きを向上または改善してあげるよ」と言われたら、「記憶力！」と答える人も多いのではないでしょうか。若い頃はいろいろなことをスポンジのように吸収して、そのほとんどを記憶できていた人も多いでしょう。記憶力がいいことは勲章のようなもので、何でも即座に回答できる人は「歩く百科事典」などと賞賛されたものです。頭がいいことの代名詞のような「記憶力」。しかし、実は覚えることよりも、忘れることの方が、本当の頭の良さかもしれません。この章では、そんな記憶の不思議について掘り下げたいと思います。

1　記憶には、さまざまな種類がある

†記憶を分類する

記憶は、知識的なものだけではありません。私は子供の頃、家族で話をしていて「あの時、あれ食べたよね」なんて親も忘れていたようなことを覚えていて、「そういえばそうだった。よく覚えているね」と、驚かれたこともありました。最近は、さっぱり覚えてい

ないのですが……。記憶力のいい人は、さまざまなエピソードやその時に感じた気持ちまで漏れなく覚えているものです。このような「あの時、ああだったよね」という類の記憶は、エピソード記憶と言います。

このように記憶にもいろいろな種類があります。ここで記憶の分類について少し解説しましょう。

まず、大きな分類として「短期記憶」と「長期記憶」があります。短期記憶とは、ワンタイムパスワードのような数字を一時的に覚えて入力し、用が済んだらすっかり忘れてしまうような記憶です。一昔前は電話する際に番号を覚えておくと説明できたのですが、最近では電話番号を覚えておく必要はほぼなくなりましたね。短期記憶が保持できるのは、二〜三分程度と言われています。「あれ、自分は今何しようと思ったんだっけ」という類の物忘れは、この短期記憶の一時的な欠落です。

一方で、ずっと覚えている記憶は、長期記憶と言います。長期記憶にもさまざまな種類があって、例えば、歴史の年号や数学の公式のように普遍的事実などに関する記憶は「意味記憶」と呼ばれます。一方、「あの時ああだったなあ」と思い出す記憶が「エピソード記憶」です。これらの記憶は、言葉で表わせるため「陳述記憶」とか「宣言的記憶」などと言われることもあります。

記憶の中には、言語で表すことが難しい記憶もあります。例えば、しばらく自転車に乗っていなくて、恐る恐る乗ってみたら意外と大丈夫だったという経験はないでしょうか。これは、〝体が覚えている〟からに他なりません。このような記憶は、「手続き記憶」と呼ばれています。言語で表せないので、「非陳述記憶」とか「非宣言的記憶」と言うこともあります。あまり聞き慣れない言葉ですが、「潜在記憶」と言えばその意味が取りやすいのではないでしょうか。

潜在記憶は非意識的に生じるもので、例えば、ある特定の音が鳴ると特定の反応が起きるといった定型反応パターンもあります。有名な例には、ベルの音を鳴らした後にエサを与えることをイヌに繰り返すと、やがてベルの音を聞いただけでよだれが出るようになるという「パブロフのイヌ」があります。これは古典的条件付けやレスポンデント条件付けと言ったりして、学習の例で挙げられますが、これも潜在記憶の一種と言っても差し支えないでしょう。

また、「たこ焼き、道頓堀、吉本新喜劇」を見た後に「大○」という文字をみると……どういうわけか「阪」という漢字を入れたくなりましたよね。別に大塚でも大漁でも構わないはずです。これは「プライミング記憶」と言って、直前に見聞きしたものが記憶の想起に影響を与えるという記憶の一つの例です。

一方で、先にご紹介した陳述記憶は言語化できますから、意識して記憶を思い出せるので、潜在記憶と対比させて「顕在記憶」と言うこともあります。

†記憶は記録ではない

記憶というと、パソコンのメモリと対比されがちですが、パソコンにも一時的に蓄えておくランダムアクセスメモリ（RAM）と長期的にデータを保持しておくハードディスクがあります。私が学生の頃はCD－R全盛期ですが、記録容量はたったの七〇〇メガバイト。四・七ギガバイト（GB）のDVD－Rが登場して、かさばりましたが大変重宝しました（ギガはメガの一〇〇〇倍）。

さらにUSBのフラッシュメモリが登場して、卒業記念で、当時一万円はしたであろう一GBのフラッシュメモリを大学から贈られて感動したのを覚えています。しかしそれから数カ月後には、三や五ギガが当たり前になって、一GBのフラッシュメモリは数百円で買える時代になってしまいました。今や一GBでは動画一つも保存できません。

今ではみんな当たり前のようにテラバイト（テラはギガの一〇〇〇倍）のポータブルフラッシュメモリ（いわゆるUSBメモリ型SSD）や、SDカードをいくつも持っています。さらにクラウドサービスと契約すれば、データを持ち歩く必要はありません。

そこでよく話題になるのが、「脳の記憶容量は何テラバイト？」というものです。調べてみるとさまざまな説があり全くわかりませんでした。それもそのはず、脳の記憶容量というのはパソコンのハードディスクとは全く質の異なるものだからです。脳の可能性は無限大ということではなく、記憶は単なる記録とは全く異質なものなのです。

そもそも、私たちの記憶は、スマホのカメラのように見たもの聞いたものをそのまま覚えているわけではありません。それを覚えた時の状況や体の状態、周辺の知識や、そこから連想される無関係のものまで一緒に記憶されます。ひとたび年号を思い出せば、関連する武将の名前やその武将について書いた小説家の名前、それを読んだ時の感想などを連鎖的に思い出します。

これは当たり前のようで、メモリの本来の役割としてはとんでもない不具合だと思いませんか。もし、人工知能に坂本龍馬の命日はいつ？　と質問した時に「私が初めて司馬遼太郎の小説と出会ったのは、忘れもしない一四歳の夏……」などと始まったら、困ってしまいますよね。でも実際、そういう人は身の回りに大勢いますよね。あるいは自分自身もそうかもしれません。人生経験を多く積んでいて、語りたい記憶が多い証です。

エピソード記憶について言えば、過去の自分を思い出す時、多くは自分の姿も含めた視点で記憶していたりしませんか？　そんな記憶なんてどこにもないはずですよね。

さらに面白いことに、記憶はそれを覚える際だけでなく、思い出す時にもう一度書き換えられるとも言われています。前回それを思い出した時のことまで、もう一度付け加えて記憶します。悲しいことに記憶は、思い出すたびにどんどんオリジナルなものではなくなってしまうのです。忘れたくない甘い記憶は、なるべく思い出さないようにした方がいいのかもしれません。しかし、あまりにも思い出されない記憶は、必要のないものとして忘却の彼方に消えていってしまいます。

以上のことを併せて考えると、記憶は思い出すたびに一から作られていると言ってもよいくらいで、いわば脳の創作物と言っても過言ではないでしょう。全ての記憶は誤っているという主張もあるほどです。

私たちの脳では、この脆くも儚い記憶と経験に基づいて二つ目のフィルターである予測モデルを形成しています。これと感覚器からの実測値を照らして、次の予測を生み出したり、予測モデルを書き換えたりしているわけですが、そもそも依拠している記憶が危ういので、私たちは誤認識したり、勘違いをしたりして容易に判断を誤ってしまうわけです。まあそれも無理もないか、という気持ちになりますね。

2　記憶は、脳のどこでなされるのか

†記憶を司る海馬

海馬という脳領域が、「記憶の座」として有名です。あまりにもその印象ばかりが大きくなっている気もしますが、海馬の主な役割は、短期記憶と空間記憶だということがわかっています。

海馬が一躍有名になったのは、HMとイニシャルで呼ばれたある患者の症例がきっかけです。HM氏は、死後ヘンリー・モレゾンという名前であったことが明かされましたが、子供の頃から患っていたてんかんの治療のため、海馬を切除するという手術を行いました。幸い手術は成功し、てんかんの症状は治りましたが、彼は、一切の短期記憶を失ってしま

うという悲劇に見舞われました。HM氏の記憶は数分しか持たず、数分ごとに振り出しに戻っていきます。映画『メメント』（二〇〇〇年／米／クリストファー・ノーラン監督）を見たことがある人は想像がつくかと思います。忘れまいとメモを残しても、そのメモを残したことすら忘れてしまうのです。永遠の現在を生きていると言えます。永久に現在という牢獄に閉ざされていると表現する人もいました。恐ろしいことです。

HM氏が全ての記憶をなくしてしまったかというと、そうではありません。彼は、昔の記憶は覚えていたと言われています。つまり、エピソード記憶や、そもそも言語を話すわけですから、意味記憶は全く無傷だったと言うことができます。

現在では、長期記憶は、主に大脳皮質などの脳の別の領域に蓄えられていることが知られています。短期記憶の中でも繰り返し必要となった重要な記憶や、特にインパクトのあった記憶などは、短期記憶から長期記憶に移行することで、生涯にわたりアクセスできる記憶へと変換されます。

短期記憶から長期記憶への変換を「記憶の固着」と言いますが、記憶の固着は、休憩時や睡眠時に起こることが知られています。この記憶の固着に、海馬が重要な役割を果たしているのです。HM氏の場合は、海馬が存在しなかったために短期記憶を長期記憶に変換できなかったと考えられます。

それでもHM氏は、短い間に記憶した身体技能などはリセットされずに学習が積み重なっていったと報告されています。気付いたらできるようになっていたという感じです。これは、つまり運動学習に関する手続き記憶は、海馬から大脳皮質に転送されるプロセスとはまた別の経路を使って脳に定着していると解釈できます。現在では、小脳と大脳皮質の連携によって記憶学習がなされていると言われています。

このように非常に不幸な症例ではありますが、HM氏のおかげで海馬と記憶の関係が明らかになったのです。

さらに、二〇一四年にノーベル生理学・医学賞を受賞した、ジョン・オキーフ博士、エドバルド・モーザー博士とマイブリット・モーザー博士夫妻が発見した「場所細胞」は、脳の中のナビゲーションシステムとも言うべき驚くべき仕組みでした。この場所細胞が、海馬の主要な細胞であることがわかっています。つまり海馬は、単なる短期記憶の座だけではなく空間記憶を司っていると言えます。よく記憶喪失の典型的なセリフとして「私は誰、ここはどこ」と言ったりしますが、「ここはどこ?」というのが海馬の役割なのです。

認知症の一種であるアルツハイマー型認知症では、海馬の細胞が最初にダメージを受けると言われています。これは推測ですが、アルツハイマー病の患者が自分がどこにいるのかわからなくてパニックになったり、深夜に徘徊したり、気づいたらいつも同じ場所にいるというようなことは、もしかすると空間記憶に障害を負った結果なのかもしれません。

また海馬の空間記憶にまつわる有名な話としては、ロンドンのタクシー運転手の例があります。ロンドンの道路は非常に複雑で、道を覚えるのには類稀なる記憶力が必要と言います。実際、ロンドンのタクシー運転手の海馬を調べてみると、一般の人よりも体積が増えていることが知られています。同様に、医学部の学生が期末試験期になると海馬の体積が増えるということも報告されていて、本当に海馬が記憶力を司っているのだと実感できます。面白いことに、タクシー運転手を引退した後や、期末試験が終わった後に再度測ってみると、普通に戻っているのだそうです。

†どうやって記憶しているのか

脳が、コンピューターとは異なる方法で記憶していることは明らかです。では、脳はどうやって記憶を保持しているのでしょうか。

身近な例を考えてみると、そもそも人の記憶の仕方はユニークなものです。「あの、ほら、女性歌手で、髪型が特徴的で、えーっと、マリーゴールド」とくれば、あいみょんですね。一方「男性芸人で、髪型が特徴的で、バナナ」とくれば日村勇紀という会話は、みなさんも時々されているのではないでしょうか。

このように私たちは記憶を分解し、カテゴリーに分けて保存しています。この方が記憶の容量を節約できるからです。

したがって、「朝ごはんはオムレツだった」と覚えているけど、具として何が入っていたかを思い出せないのは、脳が省エネのためにしっかりと機能している証拠です。「物忘れが始まったのでは？」と心配しなくて大丈夫です！

脳がどのように記憶を作り、貯蔵しているのかを説明します。昔は、記憶物質や記憶細胞なるものが存在すると考えられ、探索されてきました。しかし、現在ではその存在は否定されており、特定の神経回路の活性化パターンが記憶を想起することがわかっています。これを記憶のエングラム（痕跡）と言います。これまでに説明してきた通り、記憶は記録ではないので、記憶を想起するといっても記憶そのものではなく、そのトリガーとなる何かであると想像しています。

これはあくまでマウスを用いた実験結果ですが、恐怖によるすくみなど、特定の条件下で、ある行動のスイッチとなる神経細胞群を特殊な方法でラベル付けしておくと、その細胞群を活性化するだけでその行動を引き起こすことができます。例えば、軽い電気ショックを受けた際に活性化する神経回路をマーキングしたのちに人工的に活性化すると、マウスは電気ショックがなくても、恐怖ですくむような行動を見せるのです。

さらに複雑な記憶は、海馬だけでなく脳のさまざまな神経回路を巻き込んで次々と活性化していきます。おそらくこのような動的な脳の活動が記憶であり、脳全体が記憶そのものと言っても過言ではありません。

神経回路を構成しているシナプスは、これまで説明した通り、重要で特に注意が必要な回路の伝達効率を状況に応じて変化させるシナプス可塑性を引き起こします。通常このような変化は一時的なものですが、長いものでは、数週間も持続する長期増強現象も知られています。現在では、このようなシナプス伝達効率の変化が、学習や記憶の基盤となるメカニズムではないかと考えられています。

†大人でも記憶細胞が生まれ変わる？

脳細胞は、一度生まれたら基本的に生まれ変わることはありませんが、短期記憶を司っている海馬の一部では、大人になってからも神経細胞が生まれ変わる「神経新生」という現象が見つかっています。これはあくまで実験動物で見つかった現象で、ヒトでも本当にこれが起こっているかはまだ議論の最中ですが、「脳細胞が生まれ変わるとは、なんて素晴らしい！　スマホの機種変をするように、ぜひ脳をピカピカの新品に生まれ変わらせたい」と誰しも思いますよね。しかし、ちょっと待った！　本当に、大事な脳が生まれ変わってしまっていいのでしょうか。

先ほど、記憶は神経回路の活動パターンとして脳全体に埋め込まれていると書きました。記憶の基盤となっているのは、シナプス伝達の効率の調節であり、その実態は、神経伝達物質を一度に放出できる量と、一度に受け取れる量を増やすための受容体の発現調節ということを考えると、神経細胞そのものが記憶素子の一部と言うことができます。

果てしない試行錯誤の末にようやくチューンアップした神経細胞が、もし生まれ変わって入れ替わってしまったら、記憶は損なわれてしまうのではないでしょうか。そして、また学習を一からやり直さなければなりません。それには、私たちが生きてきたと同じだけの時間がかかることになります。神経細胞が生まれ変わることも手放しで喜ぶことはできない理由が、おわかりいただけるのではないでしょうか。

事実、この海馬の一部で生まれ変わる細胞が、忘却を促進することもわかり始めています。細胞が新しく生まれ変わることは忘却を促進するだけでなく、新たな記憶形成を促すとも考えられています。一方、長期間のストレスや脳障害、老化によって神経新生が生じづらくなることも知られています。ひょっとすると、脳にとって適切に忘却できないことはあまりいいことではないのかもしれません。

今のところ、ヒトでも同様に大人になってから神経新生が起こるかどうかはまだ完全には解明されていませんが、もしヒトでもマウス等と同様に、成人で海馬の神経新生が生じているとすれば、ストレスや抑うつ、アルツハイマー病などの治療に対する新たなアプローチをもたらし、高齢者の認知機能の保持や向上に役立つかもしれません。記憶や学習に関する脳の可塑性について、私たちの理解が大きく深まる可能性を秘めているのです。

3　忘却は、記憶と同じく重要なもの

†忘却とはどういうことか

世の中には、すごい記憶力を持ち合わせていて、何年の何月が何曜日で何をしたかをこと細かに覚えているような人もいると言います。そう聞くと、「全てを記憶できるなんて羨ましい」と思うかもしれませんが、実際は非常に苦しいことだと言われており、「ハイパーサイメスティック・シンドローム」と病名が付けられています。

忘却に関しては、「エビングハウスの忘却曲線」が有名であり、記憶したものの半分は二時間で急速に失われ、六日後には八〇%を忘れてしまうと言います。このように記憶は急速に失われていく運命にありますが、面白いことに、一カ月後の忘却率は八二%ですから比較的緩やかになります。他方で、忘却したと思っていても、復習して再び思い出すことで忘れる速度を緩やかにできることもわかっていて、二日後くらいに復習するのが最も効率的とされています。

忘れると言うと、記憶が減衰してしまうように思えますが、これも「脳のどこかに完全な記憶がそのまま記録されている」と考えてしまうことから生じる勘違いです。忘れるプロセスの大部分は、以前に学んだことが新しい情報を妨げたり、新しく学ぶことで古い情報を忘れてしまったりする過程の「干渉」であることが知られています。

「あれ、前にもこんなことがあったな」という感覚である既視感（デジャビュ）も、このような干渉によって生じます。以前説明した通り、私たちは記憶をカテゴリーに分解しているので、現在の似たような状況からの手がかりで、過去の体験の検索を非意識的に行っているのではないかと考えられます。これは「情報源誤帰属」と言われる現象です。

似たような現象に、「出典健忘」と言って、この記憶はいつのものだったか、誰のものだったか混乱することがあります。「言った、言ってない」の言い争いは大体これが原因です。私も大学で多くの授業を受け持っているので、特に授業スタート時の自己紹介では複数の講義で同じ内容を話すことがあり、「あれ、これをこの講義で話すのは二度目かな」と不安になることがあります。

これくらいの勘違いだと可愛いものですが、これが冤罪《えんざい》や医療ミス、大きな事故などに繋がることもよく知られています。これらのミスを防ぐためには、記憶ほど信頼の置けないものはないと諦めた上で、しっかりメモをしたり、録音をしたりするなど工夫するより他ありません。

†忘れるのは悪いことか

脳にとって忘れることは、覚えることと同じくらい重要なことのように思えます。嫌なことがあっても、美味しいものを食べて一晩寝たらケロッと忘れてしまうくらいの方が、長生きできるのかもしれません。

これは私の持論ですが、脳が衰えるから記憶力が悪くなるというのは実は違うのではないかと考えています。単に覚えておかなければならないことが増えたから、あるいは幼少期より注意して記憶しようとしていないからであって、物忘れをするのは逆に脳を正しく使えている証拠ではないでしょうか。

忘れると言うとネガティブなイメージですが、細部を忘れていったり、カテゴリー化することで固有名詞そのものを忘れてしまったりすることは脳にとって重要な工程です。忘れることは、覚えることよりもエネルギーを使うことも知られています。

記憶の天才で有名なシャーロック・ホームズも、以下のように述べています。

思うに、そもそも人間の頭脳は、何もない屋根裏の小部屋のようなもので、選りすぐりの家具を揃えておかなければならない。（略）この小部屋の壁が伸縮自在で、際限なく膨らませると思っているなら、それは違う。いいかい、知識が一つ増えるたびに、前に覚えたものを忘れることになるのだ。それゆえに肝要なのは、有用なものを押し出してしまうような、無駄な情報を持たないことだ。（『緋のエチュード』アーサー・コナン・ドイル／大久保ゆう訳）

†「知恵ブクロ記憶」が人間の器量に関係する

最近では、喉まで出かかっているけど思い出せないような芸能人の名前も、スマホに適切なキーワードを入れてやれば出てきますし、写真を撮れば画像で検索もできます。さらには鼻歌を歌えば曲名を教えてくれますので便利なことこの上ありません。人類はついに記憶を外在化することに成功した、と言ってもいいでしょう。いつだって、人類の持つ全ての知識にアクセスすることが可能です。もう「歩く百科事典」の出る幕はないのでしょうか。

スマホで撮った画像は日毎に整理されて、思い出を保管してくれます。「あの時、何を食べたっけ?」と思い出せなくても、画像に残っています。

しかし、その時どんな気持ちだったかまで記録することはできません。それは脳だけに刻み込まれている自分だけの記憶です。さらには、覚えたつもりはなくても、私たちがした幾万もの思考や行動は、しっかり脳に手続き記憶として刻まれて、私たちの今を形作っています。体は覚えています。

私たちが覚えておいて人生で役に立つのは、辞書的な知識の羅列ではなく、知識と知識の有機的な繋がりです。一見関係なさそうな知識同士の意外な繋がりを見つけ、誰も思いつかなかったような仮説を立てるには、知識はまだまだ必要です。たくさんの知り合いがいて、困り事がある時には適切な人を紹介してくれる「歩く百科事典」もいますね。

たくさんの本を読み、たくさんの体験をして、たくさんの人と出会い、試行錯誤して成功も失敗もたくさんした人の元に人々は集まってきます。次はどんな面白い話を聞かせてくれるのだろうかと、胸がときめきますよね。そういう人こそ知性ある真の賢者、現代版「歩く百科事典」だと思うのです。

最後に、あくまで私の考えですが、記憶の中には「世の中は、こういうものだよ」ということを常にささやき教えてくれる記憶もあるのではないかと思います。つまり、脳のメインの仕事である予測を作り出すために必要な脳内モデルの形成に重要な記憶です。これは、きわめて主観的なもので、あえて言語化される必要はありません。言語化されない記憶には「右手を伸ばせばこう動く」という身体の動きについてや、「コーヒーは大体こんな感じの味がする」とか、「友達Aは目玉焼き派だけど、友達Bは卵焼き派だ」とか、「人と話す時はちゃんと目を見て、相槌を多めにした方が円滑なコミュニケーションができる」などといった類の記憶です。

身体の動きについての記憶は、いわゆる手続き記憶で、運動と学習に関する予測は小脳に蓄えられていると考えられています。これをいかにたくさん持っているかが、自分の体の動かし方に対する解像度を高めることに繋がり、それが得意なのがアスリートでありアーティストではないかと考えられます。これについては続く第5章で詳細に検討します。

他方、コーヒーの味や、友達の好みに関する記憶は、エピソード記憶と言えなくもないですが、その後の対人経験に関する学びみたいなものは、根底にエピソードはあるものの、他の人から見聞きしたり、本や映画で見たりしたということもあるので、必ずしもエピソードとも言い切れません。

そもそも、エピソード記憶は陳述記憶なので言語化できますが、処世術や人生訓などは、その人なりの感性やスタイルで、必ずしも言語化できるものではありません。うまく言えないけど、この世界を生きていくためのコツみたいなものは、人それぞれが持っているものです。居酒屋のトイレとか湯呑みによく処世訓が書いてあるように、これを「オヤジのコゴト記憶」、または、「おばあちゃんの知恵ブクロ記憶」と新たに名付けてもいいかもしれません。

この章で見てきたように、意味記憶やエピソード記憶に関する記憶力がいいことは頭の良さとは直結しませんが、どれくらい多くこの「知恵ブクロ記憶」を持っているかが、人間としての器量に関わってくるような気がしています。人生経験から特徴を抽出し、一般化し、概念化するという能力です。こんな時どうしたらいいのか、経験豊富な人生の先輩なら何か良い知恵を授けてくれるかもと思えるものです。何かにチャレンジする時に最終的にエイヤと背中を押してくれるのは、自分の中で結晶化した「知恵ブクロ記憶」なのかもしれません。これについては、第7章で再び取りあげたいと思います。

＊第4章のまとめ＊

●記憶には短期記憶と長期記憶があり、長期記憶には意味記憶、エピソード記憶、手続き記憶、潜在記憶などが含まれ、経験や体験と結びついているが、思い出す度に変化し、時には創作的になるため、誤認識や勘違いを引き起こす要因となる。

●海馬は短期記憶と空間記憶を担う脳領域であり、アルツハイマー病やロンドンのタクシー運転手の例を通じて、その重要性が裏付けられている。

●脳は記憶をカテゴリーに分けて保存し、重要でない細部を省略することで省エネを実現している。

●神経回路のシナプス可塑性が、学習や記憶の基盤となるメカニズムと考えられている。

●大人の海馬では神経新生が起こり、神経細胞が生まれ変わる可能性があるが、新しい記憶の形成を促進する一方で忘却を促進する可能性がある。

●知識の繋がりや独自の仮説を立てる能力が「歩く百科事典」の真の価値であり、体験や人との出会いを通じて得られる知恵が重要である。

【お勧めの文献】

岩立康男『忘れる脳力――脳寿命を伸ばすにはどんどん忘れなさい』（朝日新書・二〇二一年）

アーサー・コナン・ドイル／大久保ゆう訳「緋のエチュード」"A STUDY IN SCARLET"（あおぞら文庫 https://www.aozora.gr.jp/cards/000009/files/55881-50044.html）

山本貴光『記憶のデザイン』（筑摩選書・二〇二〇年）

ディーン・ブオノマーノ／柴田裕之訳『脳にはバグがひそんでる――進化した脳の残念な盲点』（河出文庫・二〇二一年）

第5章

思い通りに身体を動かす

頭がいいというと「頭」だけに注意が行きがちですが、身体を動かすこと、ゼロから形あるものを創造することにも関係があります。ゼロコンマ何秒の世界で己の肉体の限界と向き合い競い合っているトップアスリートや、自己を表現するアーティストたちは間違いなく頭がいいと言えます。ここで発揮される頭の良さとは、「自分の身体を思い通りに動かす」ことと「絶え間ない努力を続けられる」ことに集約されるのではないでしょうか。スポーツや、音楽などの芸術分野では天賦の才能が取り沙汰されがちですが、求められる脳の働きはどのようなものなのでしょうか。

まずは、自分の身体を動かすための脳の働きに注目して考えてみましょう。

1 「身体を動かす」脳のしくみ

†身体を動かしている筋肉をどう動かすか

身体を動かしているのは筋肉ですが、その筋肉を動かしているのは脳と神経です。筋肉には、骨格筋と心筋、平滑筋があります。筋肉は、筋細胞と呼ばれる直径五〇〜一〇〇マイクロメートルの巨大な細胞からなっており、筋線維と呼ばれることもあります。骨格筋や心筋は、さらに直径一～二マイクロメートルの筋原線維と呼ばれる細胞内器官が多数集まってできています。これが規則正しく並んでシマ状に見えるため、横紋筋と分類されることもあります。骨格筋は、いわゆる身体を動かすための筋肉であり、心筋は心臓を動かしている筋肉、平滑筋は、腸や血管などの内臓で働いている筋肉です。

筋肉を動かす神経は、末梢神経系で、骨格筋を動かすのは体性神経系、心筋や平滑筋を動かすのは自律神経系と分類できます。いろいろな神経が登場しますが、ここで、脳と神経について整理しておきましょう。脳も神経も合わせて神経系と呼ばれています。系というのは、システムという意味です。神経系は大きく、中枢神経系と末梢神経系に分類できます。中枢神経系には、脳と脊髄が含まれています。脳も神経系の一部なのです。

末梢神経系は、体性神経系と自律神経系に分けられます。体性神経系には、感覚神経と運動神経があります。感覚神経は、熱いとか痛いとかという触覚や、光、音、匂いなどの五感の情報を中枢神経系に送ります。運動神経は、筋線維一本一本に接続して筋肉を動かしています。自律神経系は、交感神経系と副交感神経系に分けられ、心筋や平滑筋に働きかけるなどそれぞれの臓器を適切に調節しています。

骨格筋は、歩いたり、ものをとったり、自分の意思で動かせる筋肉ですが、心筋と平滑筋は自分の意思ではどうしようもない筋肉です。いくら心臓に「止まれ、止まれ」と念じても止めることはできませんよね。自分の意思で動かせる運動を随意運動、逆に自分の意思では動かせない運動のことは不随意運動と言います。

この随意という用語と、意識・非意識はまた別の言葉です。意識というのは、あくまで第2章でご紹介した脳の〈第一のフィルター〉、すなわち感覚フィルターを通過した情報に対する知覚です。随意運動の結果をフィードバックによって受け取り、大脳皮質に届いた情報を解釈した結果、意識的に身体を動かせたと私たちは感じているのです。

†自分の身体を感じる「固有感覚」

感覚というと、視覚、聴覚、触覚、味覚、嗅覚という五感を想像しがちですが、私たちの体には他にも重要な感覚がたくさんあります。第六感があると言ってもいいのかもしれません。

例えば、私たちは目を閉じても自分の身体が隅々までどこにあるか、どんな状態にあるかを漠然とながらも感じることができます。このような感覚は、「固有感覚」と言います。

これは、私たちの持つ筋肉と関節にセンサーがあるためです。このセンサーはそれぞれ、筋紡錘やゴルジ腱器官と呼ばれていますが、筋肉や腱が引っ張られているという感覚を絶え間なく脳や脊髄に送っています。そのおかげで私たちは、目をつぶってものをとることができますし、腕のこちら側とあちら側の筋肉の動きを協調して効率的に腕を曲げたりすることが非意識的にできるのです。

イギリスの神経科医であるオリヴァー・サックスが書いた『妻を帽子とまちがえた男』という本には、この固有感覚を統合し処理する脳領域に障害を負った患者の症例が紹介されています。その患者は、ある晩眠っているとベッドの中に知らない足があるのに気づきました。気持ちが悪いのでベッドの外に蹴っ飛ばしたところ、自分自身がベッドから落ちてしまったというのです。つまり、その知らない足というのは、自分の足だったのです。

他にもこの固有感覚に障害を負ったために、一挙手一投足を目で見て確認しないと歩けなくなってしまった患者なども報告されています。私たちが自分の身体がどう動いているかを目で確認しなくてもわかるのは、決して当たり前のことではないのです。

さらに、自分がどれくらい傾いているかや、今自分がどれくらい回転しており加速しているかを感じる器官もあります。それが、耳の奥にある前庭や半規管です。前庭は、重力の方向とその変化を感知しており、半規管は、頭の回転方向とその速さのセンサーになっています。このおかげで、目をつぶっても片足で立つことができますし、ちょっと体が傾いても「おっとっと」とならずに体を支えられるように、反対側の筋肉を即座に緊張させるなどの反射が生じます。

さらに、この頭の回転と傾きの信号は、眼球を動かす神経に情報を送り、頭の回転と逆方向に眼球を動かします。このような協調的な運動のおかげで、私たちはどんなに体が激しく動いていても、ものをまっすぐ見ることができます。また、動いているものを不随意に目で追う反射が働くことで、視座を一定に保ったり、逆に物体の動きを検知したりしているのです。

眼球は、自分ではあまり動いていないような気がしていますが、意外に頻繁に動いています。自分の動画を撮ってみると、目が動いていることに気付くことができます。目は口ほどにものを言うと言いますが、もし目の動きに音がついていたら結構うるさいだろうな、というくらいビュンビュン動いています。

2　運動しても酔わないのはなぜか

†乗り物酔いと酔い止めの苦い記憶

船や電車などに長時間乗っていると乗り物酔いになることがありますが、これは前述の、不随意の筋肉の動きを感じるセンサーや、傾きや加速を感じるセンサー、それと視覚的な変化やそれに伴う眼球の動きなどが目まぐるしく変化するために生じる現象です。

脳の予測と目まぐるしく変化する実測との不一致に、ストレス応答が追いつかなくなったり、交感神経系や副交感神経系などの自律神経系がバラバラに過剰に反応したりして協調が取れなくなると、不快な気分を生じると考えられます。これは「平衡感覚」を感じているから生じるものです。

酔い止めは、この過剰な神経伝達を遮断する薬ですが、主成分はスコポラミンと呼ばれる物質で、これは、神経と筋肉における主要な神経伝達物質であるアセチルコリンの伝達を阻害するものです。これによって、過敏になった自律神経系が結果的に嘔吐中枢などを活性化するのを防ぐわけです。

　私は昔はあまり乗り物酔いはしなかったのですが、最近は車内で書き物をしたり読み物をしたりすることが増え、下車の際にちょっと気持ち悪くなったり頭痛がしたりすることが増えてきました。ひょっとすると加齢の影響もあるのかもしれません。新幹線で出張に行ったある時、市販の酔い止め薬を飲むことで乗り物酔いを防ぐことができました。しかし、その後在来線に移ってから乗り換えを三回間違えるという普段なら考えられないミスをやらかしました。

　出張中、特に初めて行く土地では慎重になっていて、乗り換え駅を乗り過ごすことはないのですが、その日はどういうわけか「次で降りるぞ」と思っていたにもかかわらず、スマホで調べ物に夢中になってしまい、気づいたら一つ乗り過ごしていました。仕方がないので、反対側に周り、今度は乗り過ごさないようにと「あとひと駅、あとひと駅」と頭の中で念じていました。にもかかわらず、気づいたらやっぱり一駅乗り過ごしていたのです。我ながら怖い体験でした。

　調べてみると酔い止めの副作用に、「集中力の低下」とありました。それもそのはず、スコポラミンが遮断する神経伝達物質アセチルコリンは、脳の中でまさに集中と記憶・学習に深く関連しているからです。確かに、集中力の欠如です。しかし、この体験で感じたのは、いわゆる集中力がない、ぼんやりとした状態というよりは、スマホでの調べものなど目先のことに過集中してしまい、普段なら聞こえているはずの車内アナウンスなどに気付けない状態だったのではないかな、ということです。

以前から、集中力には、目の前の作業に没頭するような集中と、自分を含めて周囲を俯瞰するような集中の二つがあると思っていたので、思わぬところで自身で実証した形になりました。集中力については、後ほど詳しく考察しようと思います。

†手ブレ補正は脳が見せている想像

最近では、乗り物酔いならぬ「VR酔い」というのがあって、3Dのヴァーチャル・リアリティをゴーグルなどで見ていると、普段の視界との違和感を感じて気持ち悪くなってしまうそうです。VR酔いはまだ自分自身では体験したことがないのですが、体験者に聞くと、自分が思ったように視界が動かないとか、頭を動かしても視界が限られているなど、私たちが普段非意識的にやっている動眼反射との解離が課題となっていると感じています。

では、どうして私たちはどんなに激しく運動したとしても、自分の視覚で酔ってしまうことがないのでしょうか。これはもちろん、今自分がどれくらい傾いているかという情報と頭の動き、さらには目の動きに完璧な協調が取れているからに他なりません。自分が傾いているという情報は、耳の中で耳石と呼ばれる小さな炭酸カルシウムの塊がコロコロと転がり感覚細胞を刺激することで、脳に送られます。この耳石が剝がれ落ちるなどして誤作動を起こすと、めまいが生じるのです。

さらに私たちは非意識的に、見えているビジョンの手ぶれ補正を行っています。何かのイベントの際に、〝最近の若いもん〟に昔のカメラを渡して撮影係をお願いしたのですが、撮れてきた映像をあとで確認したら、ブレブレでほとんど使い物にならなかったという苦い経験があります。カメラは手ぶれ補正がついていて当たり前で、ブレなど意識していないことの表れです。

昔のカメラは、手ぶれ補正機能なんてなかったので、写真を撮る時は、脇を閉めて重心を低くし、息を止めて撮っていたものですが、今や走りながらでもかなり綺麗な画像が撮れたりします。これはカメラやスマホの中に加速度センサーが入っていて、今どれくらい揺れているかを検知して手ぶれ補正をしているからです。

一方、私たちがやっている手ぶれ補正は、実は、というかやはり脳でやっています。しかし、脳がやっていることは、スマホがやっているようなブレそのものを補正するという高度なものではなく、ブレブレの画像は間引いて、飛び飛びの静止画から勝手にその間のフレームを予測して、最も整合性の取れる画像を作り上げて挿入するという、とんでもないことをやっています。

最近は、ＡＩも同様に静止画からスムーズな動画を作ることもできるようですが、脳ははるか太古の昔からそれをやってきています。いわば私たちは、脳が作ったフェイクの世界を見ていることになります。知ってしまうとなんとも恐ろしい話ですが、それで困ったことになったという経験は、ほとんどないのではないでしょうか。私たちは、それを当たり前のように受け入れているのです。

†目は口以上にものを言う

脳は、一秒間に三枚の連続した静止画を見ると、それを動画として感じる性質があるそうです。たしかに昔、教育テレビで見た、クレイアニメ（粘土などで作られた被写体を一コマごとに撮影するアニメ）などでは、コマ送りにされた静止画の連続を見てもちゃんと動画として感じたものです。ほとんどの人が、教科書やノートの隅でパラパラ漫画を作って遊んだことがあるのではないでしょうか。

結局アニメも動画も、静止画の連続であると解釈できます。一秒間に何枚の画像が提示されるかの単位をフレーム毎秒（fps）と呼びますが、昨今では、30 fpsだとか60 fpsなどいう非常になめらかな画像が当たり前になっています。でも脳的には3fpsで十分です。足りないフレームは、予測で補えます。

私たちの脳は、変化があるところだけに注意を向ける性質があることは、すでに第2章で述べた通りです。原理的には、止まっているものは知覚できないはずですが、目の前の白い壁がちゃんと「ある」と認識できるのは、眼球が微妙に動いているからです。車を運転していても、横断歩道を渡る時も、右を見て左を見て、また右を見るのは、一回目に見た時と二回目に見た時の変化を検出するためです。

この変化も、顕著に変化してくれないと脳は見過ごしてしまうようで、ゆっくり時間をかけてなめらかに変化していくと、私たちはそれを変化したと認識できないようです。自分の子供の変化にはあまり気づかないのに、他人の子供が突然大きくなったように感じるのも似たような現象なのかもしれませんね。自分自身の体調の変化についても、同様のことが言えるかもしれません。

この変化に敏感であるかどうかに、アスリートやアーティストの頭の良さの秘訣がありそうです。視線追跡する技術は、アイ・トラッキングと呼ばれていますが、デバイスを使えば、その人が今どこを見ているか、次にどこを見たかがわかります。アイ・トラッキングを使って、一流のアスリートやアーティストと一般人との違いを浮き彫りにしようとする試みがなされています。

例えば、キヤノンが行った研究によれば、写真を鑑賞する際、プロの写真家はアマチュアより五倍も多く視線を動かしており、アマチュアが見過ごしている余白や細部にまで視線を送っていることが明らかとなっています。

別の研究でも、絵画を見る際、一般人は人の顔などに最初に目をやりがちですが、プロは実は違う所から見始めるなどということもわかっているようです。動物では、顔に視点を置いている時間が短いとも言われていますので、つい顔を注視してしまうのはヒトならではの認知とも考えられそうです。これについては、第6章でもう少し詳しく考察してみたいと思います。

プロのアスリートでもアイ・トラッキングを用いた解析が行われていますが、アーティスト同様に、アスリートはより広い視野でいろいろなところを見ていることがわかっています。いろいろなところを見る余裕があると言った方が正確かもしれません。さらに面白いのは、プロ野球のバッターはアマチュアよりも速くボールから目を離すという報告もあります。ここまで実測できればあとは予測でいけるという、見切りの速さがプロとアマチュアの違いにもなっていそうです。

3　脳の中には「身体の地図」がある

脳の中にもう一人の自分を形成する

人間は、他にも内臓感覚を常に感じています。例えば、心臓がドキドキするとか下腹部のあたりがキュンキュンするとかそういう感覚は目覚めている間中絶え間なく感じていて、私たちの「気持ち」に影響しています。

ここまで説明してきたような、固有感覚や平衡感覚、内臓感覚などは、まとめて「内受容感覚」と呼ばれています。五感だけでなく自身の内受容感覚に敏感になって、気持ちの変化に対する解像度が高くなることも生活するためには重要な能力です。これについては、

第7章で再び取り上げたいと思います。

私たちは自分を常に感じていますが、個々の感覚器が感じているのではありません。個々の感覚器は、あくまで情報を集める装置であり、実際は脳でそれを集約しています。「見る目がある」とか「耳や舌が肥えている」という言い方をすることがありますが、実際に肥えているのは脳です。これは私の考えですが、感覚器の性能に関してはそれほど優劣の差はないのではないかと思います。それよりも、受容した感覚を取捨選択しいずれを知覚に送るかの選別をしている感覚ゲート機構に、個性や感性が現れるのではないでしょうか（第6章参照）。

あらゆる感覚は大脳皮質に送られますが、身体の部位ごとに大脳皮質のどこで情報を専門的に処理するかが決まっています。いわば、大脳皮質の上に、身体の地図が描かれているのです（図⑤）。どの身体の部位にどれくらいの脳領域を割り当てるかは個人によって異なりますが、ヒトの場合は、手のひらや唇などいわゆる敏感な部位により多くの脳領域を割り当てていることがわかっています（図⑥）。一方、マウスなどは、ヒゲが重要なセンサーの役割を果たしていますので、ヒゲの領域が大きくなります（図⑦）。これを端的にわかりやすく表したのが、脳のホムンクルスと呼ばれる像です。一見するとちょっと気

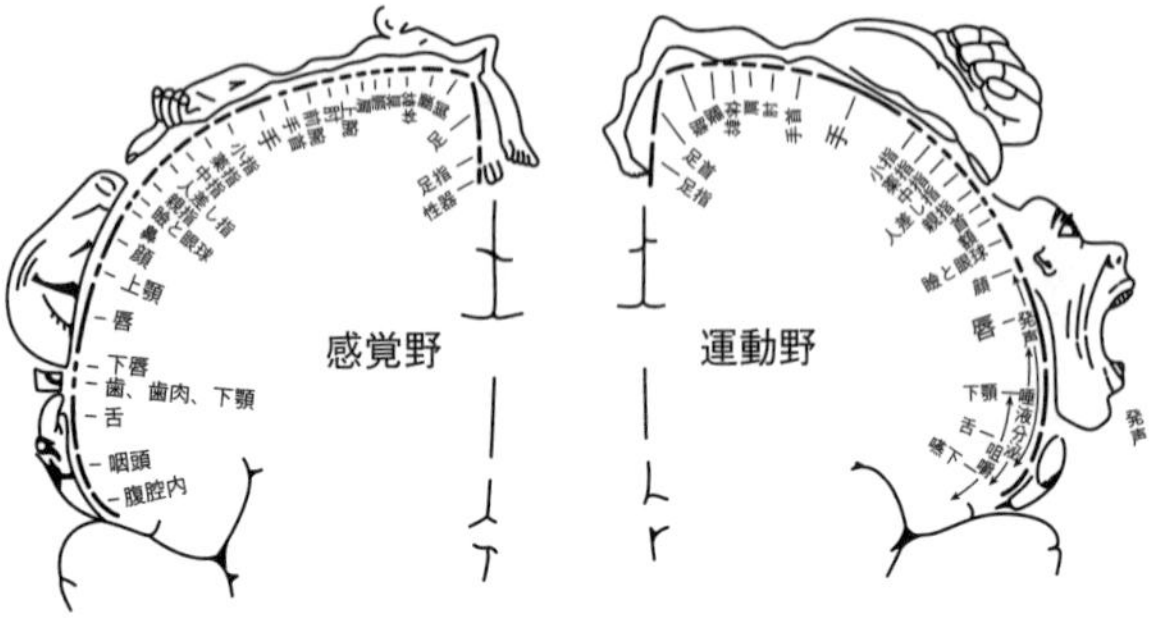

図⑤　大脳皮質の上の感覚地図

持ちが悪いですね。これはあくまでこのモデルとなった人の脳の中の「身体の地図」が、このようだったということです。

実際、バイオリニストは左手でより細かい動きをするために、左手を処理する脳領域の体積が増大していると言いますし、ピアニストは両手を使うので、両手でそれが見られると言います。ただ、脳領域の大きさが優劣を決めているわけではありません。

面白いことに、道具を自分の身体の延長のように使いこなせる能力を私たちは持っています。自分の身体に関する認知のことを「身体性」と言ったりしますが、身体は延長しませんが、身体性は延長します。ハサミやロボットアーム、あるいはクレーン車のクレーンの先端があたかも自分の指先のように感じるという現象が知られています。この辺りの現象は、ラバーハンド

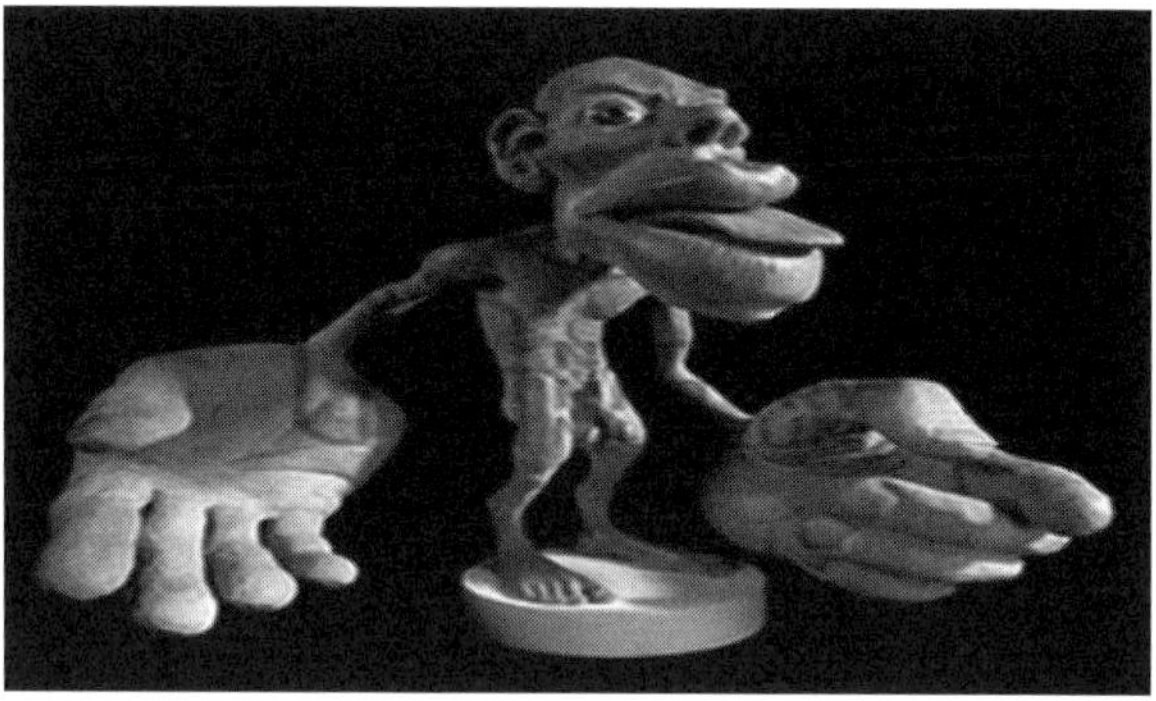

図⑥　ヒトのホムンクルス

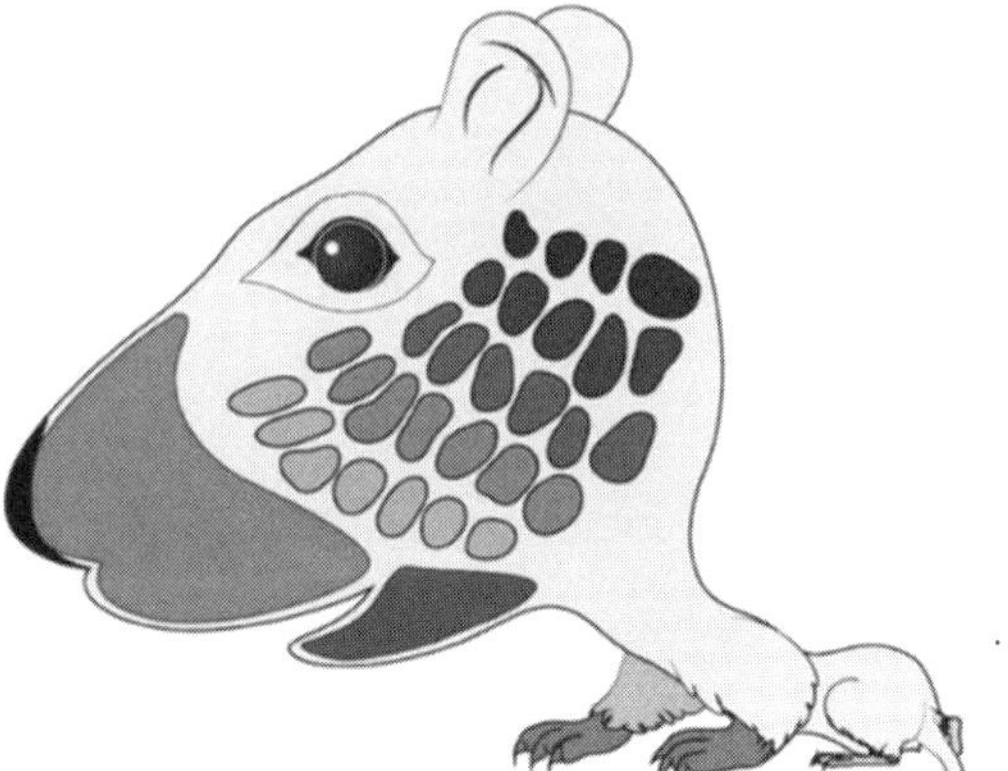

図⑦　マウスのホムンクルス

イリュージョンなどに代表されます。これは、ゴムでできた手を自分の手と見誤って痛みを感じてしまうという錯覚です。身体性がどこまで伸びるのかについては、小鷹研理さんの『からだの錯覚』に詳しいですから、ぜひ読んでみてください。

†脳の中の「身体の地図」は頻繁に書き換わる

この脳の中の「身体の地図」は流動的なもので、一度決まったら二度と変わらないわけではありません。極端な例で言えば、視力を失ってしまえば、視覚を処理する担当の視覚野は、目からの情報が入ってこなくなるので使われなくなります。じゃあ使わない脳領域は放っておかれるかというと、そんなことはなくちゃんと再利用するのです。視力を失った人が、代わりに聴覚が発達したとか指先の感覚が鋭くなったというのはそういう理由です。このような現象は、第3章でご紹介した通り「脳の可塑性」と言います。

事実、点字を読めるようになった視覚障害の人の視覚野は、点字を読んでいる時に活性化すると言います。つまり、点字を読んでいる人は、視覚を感じていると言うこともできるのです。一方、不慮の病気で視覚野で脳梗塞を起こしてしまうと、点字も読めなくなると言われています。

よく「五体満足」などと言いますが、私たちは、目が見えないことや耳が聞こえないことを不便だとか不幸だと決めつけているフシがあります。しかし、目が見えない、耳が聞こえない条件下でも代替機能で現実をリアルに感じていると言えるのではないでしょうか。例えば、イヌはヒトの何万倍も嗅覚が鋭く、ある鳥や虫は磁場を直接〝見る〟ことができると言います。彼らがヒトを見て、こんなに繊細な匂いを嗅ぎ分けられなくて不便だなとか、磁場が見えないなんて不幸だなと思うでしょうか。

我々は、イヌほどの嗅覚がなくてもそんなに不便はしていませんし、磁場が見えなくても当たり前と思っています。ですから、目が見えないことや耳が聞こえないことを不幸だと決めつけるのは烏滸《おこ》がましいことです。かと言って、目が見えたり、音が聞こえたりすることを前提とした街づくりやデザインなどは配慮が足りないと思いますので、ユニバーサルデザインなどは積極的に推奨していくべきです。目が見えていても、光や色の感じ方、見え方、そこから湧き上がる感情などは、各々違っています。それを認め合った配慮は当然必要です。

†感覚器が失われるとどうなるのか

幼い頃に事故で視覚を失ったマイク・メイという男性は、人より聴覚が優れており、会社経営でも成功しスキーのパラリンピックの選手にまでなっています。長じて医学が進歩したことで、視力を取り戻す手術を受けることができました。しかし、それで目が見えるようになったかというと、光が襲ってくるばかりで何も見えなかったと言われています。目が開いても学習や経験がなければ、視覚として認知することができないのです。

これは、第3章でご紹介したゴンドラネコの例と同じで、目は単に光の情報を処理するだけで、それがなんであるか、自分にとってどんな意味があるのかを認識するためには、能動的な経験が必要なのです。認知に関して深く考えさせられる事例の一つです。

他にも、事故等で失ったはずの手が痛むという不思議な現象もよく知られており、「幻肢痛」という名前が付けられています。自分の手がどこにあるか、そしてそれが痛むというのが手そのもので起きているのではなく、脳で起きていることを実感する例です。これは、手が失われてしまったにもかかわらず、脳に手に対応する地図がまだあるために起こる現象と考えられています。脳は予測を作り出し、それを感覚器で感じる実測値と照合して知覚を作り上げていますが、失われた手からは待てど暮らせど実測値が返ってこないので、脳がトップダウン的に過剰な信号を送ってしまうために、痛みとして感じられると説明されています。

　幻肢痛の見事な解決法を提案したのが、ラマチャンドラン・ミラーボックスです。これは、箱の中に仕切りとして鏡を置き、その中に両手を差し入れます。鏡越しに見ると失っていない手が映っているので、あたかも失ったはずの手がそこにあるように見えるのです。そうやって「脳をだまし」、もう痛くない、過剰な信号を送らなくていいと脳に学習させることで、幻肢痛を取り除くことができたと言います。ことの詳細は、ラマチャンドラン著『脳のなかの幽霊』に詳しいですから、ご一読をお勧めします。

　同様の現象は耳鳴りでも起こっていると言われ、老化やストレスなどによって特に高音の領域を担当する聴覚機能が急速に失われますが、それに対応する脳領域はまだ残っているので、キーンという幻聴だけが〝聴こえる〟のです。耳鳴りの音は他人に聴こえるものではないことからもわかる通り、耳という感覚器官の問題ではなく、やはり脳の問題と言うことができます。最近では、人工内耳や補聴器の技術も進歩していますので、うまく脳をだますことで耳鳴りも解決できるようになると期待されています。

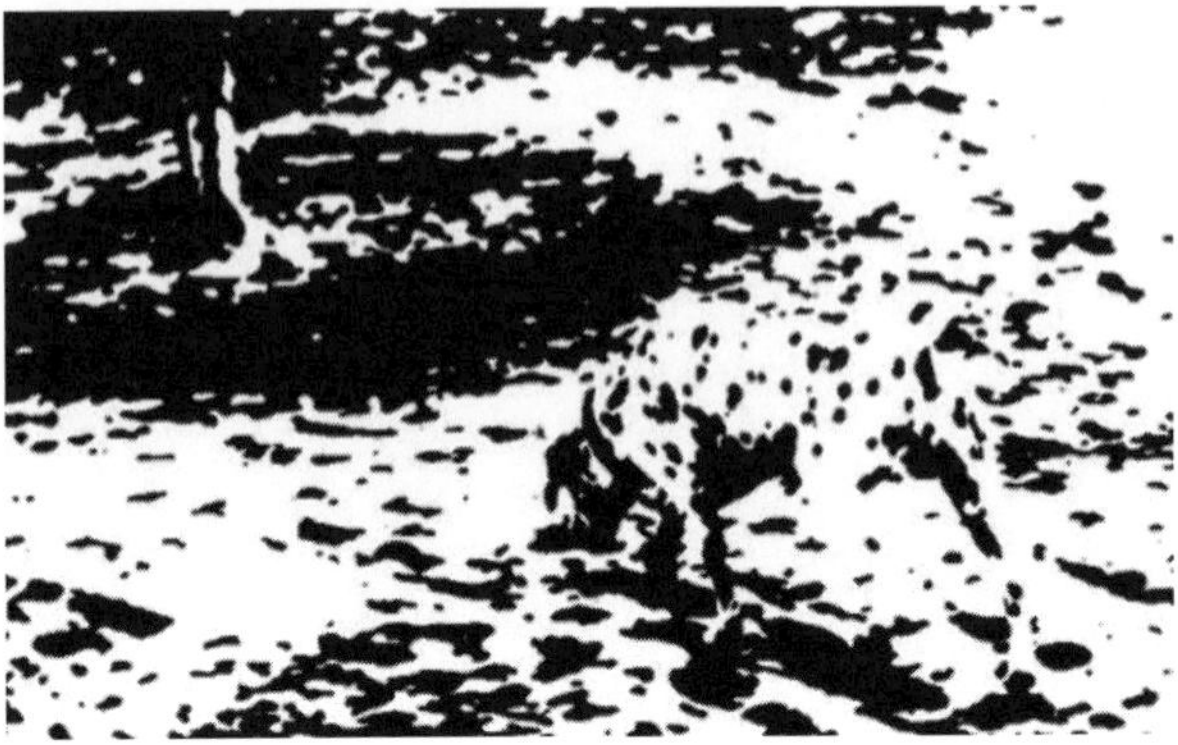

図⑧

†いかに脳の地図を柔軟に書き換えるか

先ほど、目が開いていても経験がなければ見えるようにはならない例をご紹介しました。経験がなければ知覚できるようにはなりません。これは、「経験盲の状態」と呼ばれています。例えば、上の図⑧を見てそこに何があるか説明できるでしょうか。

一度経験してしまうと、もはやそれとしか知覚できなくなるのもこの経験盲の特徴です（図⑨）。このように私たちは、経験によって急速に脳の地図を書き換えて、新たな予測を形成しています。第2章でご説明した通り、脳は予測を作り出す装置であり、予測がなければ知覚できません。

第4章で仮説を立てたように、世界はこうなっているだろうという「知恵ブクロ記憶」をいかにたくさん積み重ねているかが、新たに受容した感覚刺激に対する解像度を高めると考えられます。それが、目や耳や舌が肥えていると呼ばれる状態なのではないでしょうか。

赤ちゃんは起きている間は延々と身体を動かして、足をばたつかせたり、指を口に運んでみたりしています。そうこうしているうちに首を持ち上げられるようになり、寝返りを打てるようになります。寝返りは大人になってからやってみようとすると、どうしても足の力を使ってしまうので再現が難しいのですが、意外と理にかなっている動作だとわかります。

無限に続く試行錯誤の中で、このように動かせば自分の身体はこう動くのだなという学習ができ、予測が立ちます。この予測に基づいて実際に行動を計画し筋肉に指令を出しますが、その結果を実測し、誤差が大きければ修正するというフィードバックを行っています。この過程を運動学習と言い、その結果は手続き記憶として脳に蓄えられます。この運動学習をやっているのは、小脳と呼ばれる脳部位であることがわかっています。第4章で見た通り、海馬を欠損したHM氏であっても、手続き記憶は維持されていたことからも、通常の記憶とは異なるとわかります。

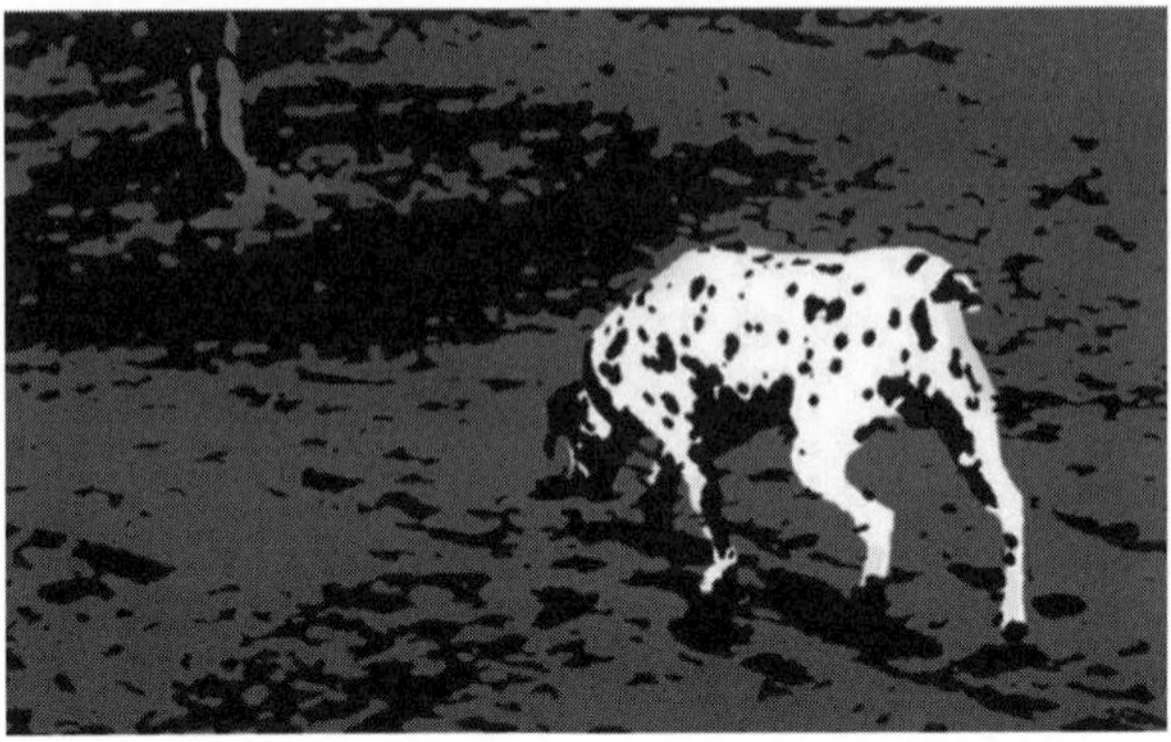

図⑨

自分の身体を思い通りに動かすためには、脳内マップを解像度高く描き、それを実測に合わせて書き換えるという繰り返しにかかっています。あとで考察しますが、この過程に才能やセンスが入る余地はないように思えます。いかに興味を持って、持続的に試行錯誤を繰り返すかに尽きるのではないでしょうか。ここではこれくらいの考察に留めておきます。

4 自分の「身体認知」を高める

†適切なタイミングで運動を始めて終わる脳の働き

もう一つ紹介したい、重要な働きをする脳の部位があります。それは、運動の開始と終了を決める脳の仕組みです。適切な運動を選択し、運動の開始と終了のスイッチとなっている部位は、「基底核」と呼ばれる一連の脳回路です。基底核はみごとな回路になっており、基本的にはループを作っています。したがって、一度始まるとブレーキの指令がくるまで動作を続けます。

基底核の開始のスイッチは、黒質と呼ばれる部位です。ここが障害を受けると、随意運動を開始しづらくなったり、自分の意思とは関係なく筋肉が震えたりするいわゆるパーキンソン病と診断される状態になります。黒質は線条体という部分に回路を接続していますが、その際に伝達に用いる神経伝達物質はドーパミンと呼ばれています。

ドーパミンは、高揚感や報酬系、モチベーションをはじめとするさまざまな情動にも関与しますが、運動にも深く関与しています。あくまで想像ですが、自分の身体を思い通りに動かせるのは、本質的に快楽や報酬に繋がるのではないでしょうか。また、このドーパミンは、先ほどご紹介した、予測と誤差の修正にも関与していると言われています。そもそも私たちの行動原理の一つに、報酬を最大にするというのがありますが、自分の予測通りに身体を動かし、自分が得たい行動を達成するのが一つの報酬になると考えられます。

線条体からは、眼球や姿勢の制御などさまざまな動きの回路へと指令が下りますが、面白いことにこれらの回路は抑制が基本になっています。つまり、適切なタイミングでドーパミンが放出されると、例えば眼球の動きを抑制している線条体の働きが抑制されるので、結果として眼球の動きが始まるという構造になっています。このような仕組みを「脱抑制」と言います。

これらの行動の結果は、視床の感覚ゲートを通って大脳皮質で評価を受けます。大脳皮質がゴーサインを出せばそのループは続き、ストップを出せばそのループは止まります。さらには、大脳皮質から緊急停止のようなショートカットでブレーキをかける回路も知られており、このようにして適切なタイミングで行動を開始し終了するという基本的な動作が制御されています。

このようなループ構造とブレーキ構造は、骨格筋や眼球だけでなく、前頭前野とのループや情動の回路とのループもあり、ワーキングメモリや行動のモチベーションなどの情動からの制御も受けていると考えられます。この仕組みは、コンピューターのようで、生き物の体はよくできていると思います。

†運動音痴は本当にいるのか

さて、そういうわけで、適切な行動を開始し、自分の身体を「思った通りに」動かす精緻なしくみを見てきました。簡単な動作でも思い通りに遂行できる人は、みんな優秀な生き物なのではないかと思えてきます。その中でも、さらに高みを目指しているアスリートやアーティストは何が違うのか考えてみましょう。

よく「私は、運動音痴だ」と言う人がいますが、病気や障害がなければ基本的な動作はできています。そうすると仮説としては、そういう人は単に経験盲の状態を指して運動音痴と言っているに過ぎないのではないかと考えられます。

運動音痴というと、例えば一〇〇メートルを二〇秒でしか走れないとか、ボールをキャッチしようとしても頭に当たってしまうというようなことが浮かびますが、これは自分の体が今どこにあって、自分の身体をどう動かせばどう動くかに対する圧倒的な経験不足からくるものではないでしょうか。このような自分の身体に対する意識を「身体認知」とも言いますが、アスリートはきわめて身体認知が高いと聞いたことがあります。

例えば、プロ野球のピッチャーは「一四三キロの速さでボールを投げて」と言えばバシッと一四三キロを出せると言いますし、フィギュアスケートの選手は、自分の体重が五〇〇グラム増えたとか減ったというのは、体重計に乗らなくてもわかると言います。このレベルまでは行かなくても、まずは自分の身体に対する身体認知を高めるのが解決の第一歩だとわかりますし、そう考えれば、それは程度の問題であり、致命的な運動音痴なるものは存在しないと言うこともできます。

かく言う私も人生を通しておおよそ典型的な文化系で、スポーツ経験があまりないのが多少コンプレックスだったりします。最近は、少し自分の体に興味が出てきて、自分の身体を自分の思い通りに動かせないまま死んでいくのは嫌だと思いたち、筋トレや特定のスポーツのトレーニングではなく、身体認知を高め自分の身体を思い通りに動かすためのトレーニングを始めています。その顚末はまた別の機会に譲るとして、やってみてわかったのは、自分の身体に対する解像度がきわめて低かったと言うことです。

例えば、トレーナーに「まっすぐ立って下さい」と言われて、「はい立ちました」と言って鏡を見てみると、かなり傾いていました。腰もそっているし、肩も上がっているし、首も傾いている。でも、自分ではそれがまっすぐだと思っていたんです！　目を閉じて片足立ちができないわけでもないし、目を閉じてものを取れるので、平衡感覚や固有感覚に異常があるわけではありません。

身体は必死に脳にシグナルを送ってきてくれているのに、それに耳を傾けることなく、限られた自分の成功体験の中から作り上げた脳の地図で動いていたということです。昔からハサミで真っ直ぐ紙を切れなかったのも、そのせいかもしれません。問題は、それでも曲がりなりにも立てるし歩けてしまうということなのです。しかし、エラーがあるままに生きている代償として、腰をそらしてバランスをとっていることで腰痛に悩まされたりしています。

†必要なのは筋トレでなく脳トレ

そうなると私に必要なのは、筋トレではなく脳トレと言うことになります。筋肉がないから自分の身体を思い通りに動かせないわけではないですよね。足腰が弱いだとか体幹が弱いと言う時の「弱い」と言うのは、筋肉が弱っているという意味ではなくて、そこにきている運動神経と脳の連携が弱いということに過ぎません。

地球に帰還したばかりの宇宙飛行士ならともかく、私たちは普通に地面に立ったり座ったり歩いたりできるくらいの筋力は持っているのです。だとしたら、脳と筋肉の接続を鍛えるためには、その運動指令を動かす経験をたくさん積むことより他ありません。それが、身体認知をあげることに繋がるのです。

とにかく、たくさんの動きのバリエーションを経験するしかありません。そう思うと、同じ動きを延々繰り返すタイプの筋トレや素振りがあまり効率的でない理由がわかります。運動学習は、静止画としてではなく、動作として考えるべきで、日常動作の延長上でたくさんのランダムな動きを経験するトレーニングが必要です。

身体の動きも脳の働かせ方も、ともすると省エネ第一で、同じパターンにはまりがちです。おそらく動作解析などしてみても一日で経験する動作は、定型的な繰り返しだろうと想像できます。身体はもっといろいろな動きができるはずなのに、その動きを経験しないので、その動作の神経回路のシナプス結合は弱められてしまいます。それで結局、同じ動きしかしなくなってしまうのです。これは悪循環ですね。そうやってできた負のループが今の自分の身体になります。

まずやらなければならないのは、「本当は昔経験したことがあるはずだけど、もう何十年もやっていない身体の動き」をやってみて、再びその回路を呼び覚ますこと。そのためには、体中が発している声に耳を傾ける必要があります。しかし、私の感覚フィルターは、どういう基準かわかりませんが非意識的に必要でない情報を取捨選択して、なかなか脳に届けてくれない設計になってしまっています。どうしたら、この情報を脳に届けられるのでしょうか。

5　自分の体の中に注意を向ける

†自分の身体認知を掌握する

ここで重要なのがどこに注意を向けるか。あるいは集中するかと言い換えてもいいかもしれません。自分の体の声を聴く第一歩は、今自分がどこを動かしているのか、どんな感覚に晒されているのかに注意を向けることにあります。

注意散漫でも歩くことはできますので、自分がどうやって歩いていたのか、喋る時にどこに舌を置いているのかなど考えたこともありませんでしたが、いざ注意を向けてみると、かなりいい加減にやっていることに気がつきます。自分の内側に対する注意を、インターナルフォーカスと言います。「この台から落ちないようにバランスを取ってみて」と言われると、どこの筋肉に注意を向けるわけでもなく、とにかくいろいろな動きをしてバランスを取ろうとします。このように自分の体から意識を遠ざけるのをエクスターナルフォーカスと言います。運動学習においては、どちらも重要だと考えられます。

非意識的に自分の身体を思い通りに動かせるようになるにはある程度の反復訓練は必要だと考えられますが、同じことを毎回繰り返すのではなく、異なる刺激を脳に与えることで「知恵ブクロ記憶」を蓄えていくことが、ここでも必要です。

そう思うと、歩きスマホなどは究極のエクスターナルフォーカス状態です。いつどんな時に何が飛び出してくるかもわからない環境で、スマホからは新しい情報が届き、その中から自分に必要な情報を取り出さなければならないからです。歩きスマホで、友達とラインをして、音楽を聴き、傘もさし、タピオカドリンクを飲んでいる女子大生は、そんじょそこらのアスリートよりすごいかもしれません。

酔い止めを飲んだら目の前のスマホ検索に夢中になって車内のアナウンスが聞こえなくなってしまい、駅を乗り過ごしたという前述の話は、このエクスターナルフォーカスに作用したのだと考えられます。これは、トップダウンの予測に作用していると言い換えてもいいかもしれません。プロのバッターがボールから視線を外す見切りをつけるのが早いように、私たちはボトムアップの感覚入力からの情報に集中することに見切りをつけ、あとはトップダウンの予測でカバーしようとします。

しかし、この部分が阻害されてしまうと、間違った予測を立てたり、予測の修正が利かなくなってしまったり、ボトムアップの感覚入力に集中して見切りをつけるタイミングを見誤まったりした結果、目的の行動が遂行できなくなったと解釈できるのではないでしょうか。

アーティストやアスリートが忘我の境地になって、周り全てのことが手に取るように見渡せる、いわゆる「ゾーンに入る」という状態があると聞きます。この現象については、まだ明確な仮説を立てるほど思考が成熟していませんが、「感覚が研ぎ澄まされる」という言葉とは裏腹に、感覚の世界ではなくむしろトップダウンの予測が生み出す値が、ことごとく実測値と誤差ゼロで繰り出される状態にあるのかもしれません。ピッチャーが一四三キロピッタリのボールを投げるように、自身の身体認知を完全掌握した人だけがなせる境地なのだろうなと思っています。

†なぜルーティーンが必要なのか

大谷翔平はウォームアップのルーティーンを必ずこなしてから練習に入ることで有名ですが、どんなアスリートにもアーティストにもルーティーンがあると言います。明らかに願掛けが目的ではないように思えますが、なぜルーティーンが必要なのでしょうか。

　これまで見てきたように、身体認知を正確にするためには何らかの手がかりが必要となります。よりよい仮説を立てるためには手がかりが多い方がいいので、静止画的に理解するよりも動画で理解した方がいいはずです。私たちは、さまざまな局面で静止画的に考えがちです。

　例えば、体温や体重もその日の実測値そのものより重要なのは変化率です。あるいは、さらに重要なのは、自己評価と実測値がどれくらいずれているかです。私も含めて身体認知が低い人は、自己評価と実測値の乖離がプラスマイナスにかかわらず大きいと言えます。

　今日は調子がいいな、とか、今日は具合が悪いなという自己評価と、それを裏付ける数値データなりパフォーマンスの間の乖離をなるべく小さくしたいですよね。そのためには、たくさんのデータを得て、なるべく正確な仮説を立てる必要があります。変化を知るには、反復、ルーティーンが必要になってきます。例えばラジオ体操でもいいでしょう。ただ、確かにルーティーンは重要ですが、脳は同じことに慣れてくると思考も動作もショートカットしてしまうという癖もあります。

　したがって、毎日ラジオ体操だけではなく、今日はラジオ体操、明日はヨガ、明後日は太極拳というように、違った動きで自分の身体の状態を推定することをやってほしいと思います。まだまだ「本当は昔経験したことがあるはずだけど、もう何十年もやっていない身体の動き」があるはずなので、新しい動きをやってみた時の適応具合でその日の体の調子を評価するのがいいかもしれません。

運動にかかわらず、自分自身の脳の状態を推しはかる指標として、ある日は計算ドリルをやってもいいし、ある日は読書をしてみるのでもいいかもしれません。睡眠や食欲で推し測ってみるのもありです。できれば新しいことに出合うのを日々のルーティーンにして、それに対する興味や積極性などで、自分の心のあり方を知るのもおすすめです。情動に関する解像度を高めるという話は、また第7章で深掘りしたいと思います。

まずは自分自身に興味を持って、自分に対する解像度を高めることが重要だと、私自身の経験を持って言えることです。「本当は昔経験したことがあるはずだけど、もう何十年もやっていない身体の動き」をするのは、それ自体面白く、少しずつ自身の身体認知が高まっていくのも実感できますし、自分の身体を自分の思い通りに動かせるのは本質的に報酬であり快感に繋がるのは、その通りだと思います。

最近、満員電車に乗る機会があったのですが、誰かがいい感じに押してくれたりすると身体が変な方向に曲がったりするので、「やった、今までしたことがない動きができてラッキー」と思えるようになりました。押されたりもみくちゃにされたりするのが不快なのは、自分の決められた動きから逸脱したくないと、そこに固執するからに他なりません。それは、脳の使い方も一緒で、習慣的な働かせ方を少し逸脱できたらラッキーくらいに思えると、仮にデリカシーのない批評や悪口もポジティブに捉えられるのかもしれませんね。

大人になって最高のおもちゃを手に入れた、それは自分の体です。「もう一生遊べるぞ！」と思うとワクワクしてきませんか。

＊第5章のまとめ＊

●頭の良さは「自分の身体を思い通りに動かす」ことと「絶え間ない努力を続けられる」という能力に要約され、これはトップアスリートやアーティストたちが示す能力である。

●大脳皮質には体の地図が描かれており、感覚の処理はここで行われる。これは個人によって異なり、特定の能力を持つ人々は関連する脳領域の体積が増大している。この地図は脳の可塑性により、感覚の喪失や獲得によって変化する。

●運動音痴と言われる現象は経験不足による身体認知の低さであり、絶対的な状態は存在しないと考えられる。身体認知を高めることで、自分の体を適切に制御できる。
●筋トレではなく、脳と筋肉の連携を強化する「脳トレ」が重要である。日々の運動学習や行動において新たな刺激を意識的に取り入れることで、自分の体に対する注意（インターナルフォーカス）を高められる。

【お勧めの文献】

デイヴィッド・イーグルマン／梶山あゆみ訳『脳の地図を書き換える――神経科学の冒険』（早川書房・二〇二二年）
小鷹研理『からだの錯覚――脳と感覚が作り出す不思議な世界』（講談社ブルーバックス新書・二〇二三年）
オリヴァー・サックス／高見幸郎・金沢泰子訳『妻を帽子とまちがえた男』（ハヤカワ・ノンフィクション文庫・二〇〇九年）
V・S・ラマチャンドラン、サンドラ・ブレイクスリー／山下篤子訳『脳のなかの幽霊』（角川文庫・二〇一一年）

第6章

感受性と創造性

ここまで、脳というフィルターを通して経験と記憶から予測を作り出し、脳内モデルと実測値を照合しながら外界を認識していることを見てきました。脳は状況に応じて回路を書き換える、「シナプス可塑性」を持ち、世界はこういうものだというモデルである「知恵ブクロ記憶」を結晶化していきます。知性とは、たった一つの答えに素早く辿り着く問題解決能力だけでなく、こうして答えのない問題に寄り添っていく「粘り強い可塑性」にもあります。

これらは、個々の経験や記憶に基づいているもので、一人ひとり異なるものです。「みんな違ってみんないい」とはよく言ったものですが、では具体的にどう異なるのでしょうか。この章では、脳の〈第一のフィルター〉である感覚ゲート機構、すなわち一般的に「感受性」や「センス」と言われる脳の働きについて見ていくとともに、アーティストの創造性について考えてみたいと思います。

1　感覚フィルターをこじ開けるには

†アーティストは何がすごいのか

「アーティスト」には、いわゆるアート作品を生み出す芸術家だけでなく、作品を表現する演奏家や歌手、さらに身体を使って表現するダンサーやアスリートも入ります。彼らは、前章で述べたように、粘り強い反復練習を積み重ねているため、自分の身体を思い通りに操ることができます。自分の身体の変化に対する認知が高い人たちです。

さらに彼らが共通して行っているのは、自らの「知恵ブクロ記憶」を外在化することであり、その点では、作家や研究者、芸人や司会者なども一種のアーティストと言えます。

おさらいになりますが、私たちは目に映るもの、耳に入るもの全てを知覚しているわけではありません。各末梢器官を通して入ってきた五感情報は、嗅覚を除いて、視床と呼ばれる脳部位に存在すると考えられている「感覚ゲート機構」によって取捨選択を受けます。本書ではこれを、脳の〈第一のフィルター〉、感覚フィルターと呼んできました。そこで、より変化が大きく注意を払うべき情報だけが選択され、大脳皮質に運ばれて知覚されます。そのため、目は開いているけど見えていない、聴覚は正常だけど聞こえないという状況が発生します。

例えば、飛行機や新幹線でのノイズ音や喫茶店での他の人の話し声などは、だんだん気にならなくなります。ファミレスなどでは、BGMを流すことでさらに他の人の話し声に注意が向かなくなります。脳は、より変化の大きなものに注意を向ける性質があるので、人の話し声よりも音楽のように変化の大きなものに注意を奪われて、話し声が耳に入らなくなると考えられます。

空調をつけると、時計の秒針の音が小さくなったと感じたことがあると思いますが、これはマスキング効果と呼ばれており、似たような周波数の音があると聞き取りづらくなるのです。トイレで川のせせらぎの音を流す装置があったりしますが、これもこの性質を利用したものです。

逆に、ガヤガヤして何も聞こえないような賑やかなパーティー会場でも、自分の名前が呼ばれたり、耳寄りの情報があったりすると、その話がピンポイントで耳に入ってきます。

かつて、海外で開催される学会でポスター発表をする機会がありました。会場には研究者がごった返していて、思い思いに質問をしたり会話を楽しんだりしています。ガヤガヤして声が聞き取りにくい中、私は英語での質疑応答や会話に必死でしたが、日本語が聞こえてくるとついそちらに耳を取られてしまって、集中力が途切れたという経験をしたことがあります。

感受性とは磨かれるもの

これは前にも述べた通り私の考えですが、目や耳や舌、皮膚などの感覚器それ自体にはそこまで顕著な「性能の良し悪し」があるとは思えません。これら感覚器には、それぞれ受容体があり、その密度や分布に差異があるのは確かです。特に、網膜上でRGB（赤・緑・青の三原色）の特定の周波数の光を受容する色素細胞は個人差が大きく、人によっては持っていない人もいます。いわゆる色覚異常と呼ばれる状態ですが、性能の良し悪しとは異なります。また、舌の味覚を処理する細胞は二週間で入れ替わると言われていますので、実際に肥えているのは舌ではなく、舌の情報を処理する神経、または脳だと言うことができます。

同様に、脳の〈第一のフィルター〉（感覚フィルター）の基礎的な部分は生まれつき備わっているその人の特性であり、そこに良し悪しはありません。人によっては、多くの人が何気なく取捨選択して知覚せずに処理しているものを知覚できるということもありえます。例えば、指揮者は、何十人といるオーケストラ全体のハーモニーはもちろん、同時にその中からフルートの音だけ、トランペットの音だけを聞ける特性を持っています。

この感覚フィルターの特性こそが感受性であり、センスであり、人によって大きく異なる部分なのではないかと思っています。HSP（ハイリー・センシティブ・パーソン）いわゆる「繊細さん」が一時注目を集めましたが、同じ感覚刺激でも人よりそれを強く感じたり、敏感に感じたりする人がいるのは、ごく当たり前のことです。みんなが同じように感じるはずだという前提のもとに設計されていた社会の方に問題があり、敏感な人たちに無理や綻びが表出したのです。夏にオフィスの冷房を何度にするかという問題は、一律にしては解決されません。当然ですが、これらは気合でどうにかなる類のものではありません。

ただ、前章でも見た通り、非意識的に処理しようとしてしまう感覚フィルターをこじ開けて、注意を向けることで、ファミレスで隣の席の人の会話に耳を傾けたり、樹木の葉っぱの色一つひとつに注目したりすることも決して不可能ではありません。多分誰にでもそのポテンシャルはあると思いますし、トレーニングによって身につけることもできます。

しかし、例えば私がそれをやろうとすると特段の注意とエネルギーが必要ですが、天才的なアーティストたちは生まれながらに、特に意識せずともできてしまう特性を持っている、あるいはそんな訓練を絶えず行ってきたということなのかもしれません。

2　アートは、脳でどう理解されるのか

†アートの原動力はかわいいと思うこと?!

ここからは、アートを理解する脳の働きについて考えてみたいと思います。アートの理解には、創造する立場、鑑賞する立場の両方があると思いますが、その双方でアートを理解するとはどういうことなのかを、脳科学の観点から見ていきましょう。

ここで第2章で少し説明したストレス応答について、もう一度おさらいしましょう。ストレス応答というとネガティブに聞こえますが、いつも心に留めておいてほしいのは、脳にとっては何も刺激がなく平穏無事が第一だということです。これは、細胞が持っているホメオスタシス（恒常性）という性質であり、脳内環境を一定に保つためであれば、脳は進んで変化を受け入れます。脳が持つ可塑性も、元をただせば外界からの変化に適応するために生じるものであり、「変わり続けることが、変わらないこと」なのです。

したがって、いったん脳に何か刺激が入り脳内環境に変化が生じたら、全力で元に戻そ

うとします。その過程で、電気的な応答が起きてシナプス伝達も生じるのです。もし、現状で対処しきれなければ、シナプス伝達の効率を上昇させ、あるいは不必要なシナプス伝達は弱めて、より効率的に現状維持を成し遂げられるように脳の回路そのものを変化させます。

脳で感知する刺激は、ほとんどが非意識的に処理され、環境を一定に保つための工夫として、結果的に心拍の上昇や冷や汗が出たり、各種のホルモンを放出したりするなどの生理的な反応で対処されます。この身体的な変化を脳で感知し、それが脳の〈第一のフィルター〉を通過して知覚に上ると情動として処理され、快や不快、恐怖や嫌悪などを覚えます。さらに、この情動を言語化して解釈したものが、私たちが通常呼んでいる「感情」の正体であると私は理解しています。

この解釈という過程には、個々人の経験に基づく「知恵ブクロ記憶」が重要であり、私たちはこれに基づいて「世界はこんなものだろう」という脳内モデルの予測を立て、実測値とのエラーを観測しています。

何かを見て「かわいい」と思うと、それはまずストレス応答として処理され、情動として発露します。胸がキュンとなる、の「キュン」の部分です。次に私たちはこの「キュン」を経験に照らして解釈した結果、感覚的にかわいさを理解するのです。

子ネコや子イヌに限らず、何かの子供を見ると「かわいい」という気持ちになる人は多いと思いますが、これはあらゆる動物が共通して持つ生理反応です。それを言語化して「かわいい」と感じるのはおそらくヒトだけでしょうが、子供を見た時に生じる身体的な変化は、動物も人間も共通しているのではないでしょうか。何億年という生命の進化の中で、保存され続けている普遍的な反応です。快や不快、恐怖や嫌悪などの根源的な情動は、本質的なストレス応答の結果生じるものであり、普遍的であると言えます。

アートは、この普遍的な情動反応を引き起こすものであり、それゆえに人の心を惹きつけて止まないのです。脳はできれば平穏無事でいたいのですが、一方で新しい刺激が好きという性質もあり、アンビバレントです。アートという行為は、生命の存在の第一義である「できれば変化したくない」という基本原理とは矛盾するものです。祖先から引き継いできたルール上変化しないようにプログラムされているけれど、でも本当はもっと自由に変化したいんだという内なる脳の声を聞いているような気がしてきます。

†アーティストは脳内モデルを見せてくれる

創作とは自分と向き合う作業に他なりません。それが、具象画にせよ抽象画にせよ、私たちは作品を通してアーティストの脳の中、特にその人がどのように世界を理解しているかという「知恵ブクロ記憶」を見せてもらっているのです。

抽象画や現代アートは難解で見方がわからない、そもそも何がいいのか理解できないという人もいると思います。私もそう思っていました。実は、風景や人物などの具象画と、抽象画を鑑賞する時に使っている脳の部位が異なることが知られています。

具象的な作品を鑑賞している際には、物を見る際に働く視覚野と呼ばれる脳の後頭部に存在する領域が主に活性化する一方、抽象的な作品の場合は、視覚野だけでなく、脳の前頭葉や情動に関与する領域が活発に働いていると言います。これらの脳領域は、計画や推論、思考や認知に関与する部位で、記憶や意識とも密接に関わっており、自分がやった過去の体験の反省や、将来の計画に関与しています。つまり、具象的な作品を鑑賞している時は、実際に風景や人物として「見て」いますが、抽象的な作品を鑑賞している時は、作品を通して自分の内側を見ていると言うことができます。

私自身、抽象画がわからなかったのは、目で見て理解しようとしていたからなのかも知れません。抽象画は、それを見た時に生じる自分の中での変化を楽しむものだと気づいてから、アートの楽しみ方や存在意義がもっと明確になりました。

アートの楽しみ方にも、いくつかあると思います。偶然見かけたアート作品でもお気に入りのアーティストの作品でも、うまく言語化できないけどなんとなくかわいいと思った、心を打たれたという情動的な楽しみ方も一つです。逆に、その良さをできるだけ言語化して頭で理解しながら鑑賞するのも一つの手です。作り手の人生観や私生活、それが作られた時代背景や社会情勢まで含めて知るとまた作品の見方が変わってくるものです。もちろん、そういう知識は頭に入れたくない、純粋に楽しみたいというのも、ありだと思います。要するに、人それぞれ自由です。

3　アート鑑賞がなぜ快楽をもたらすのか

†顧客は新奇体験を求める

少しアートの話題からは脱線しますが、後で繫がりますのでいったん脇道に逸れます。
ニューロマーケティングという研究分野があります。マーケティングというのは、商品をよりよく売るにはどういう戦略がいいか、どういうブランディングが有効かなどの方法論です。さらに一歩進んで、ニューロマーケティングは、脳科学の立場から、どうしたら脳が喜ぶか購買行動に結びつくかということを提案したり、逆に人は買い物を始めとする意思決定をする際にどういう心理になるのか、どんな脳の働きがあるのかを研究したりする学問です。

素人的には「物を売ってなんぼのもの」だと思っていましたが、マーケティング研究では、顧客は商品そのものが欲しいのではなく、体験にお金を支払うものと言われています。なにかを購入した際に、どんな便利な生活が待っているか、どんなふうに既存の価値観を変えてくれるか期待しているのだとか。そう言われてみると、一顧客としては確かにそうかもなあと納得します。

私たちは多かれ少なかれ期待を持っていますが、この「期待」という形のない心の働きを司っているのもやはり脳です。ここまで、ドーパミンという脳内物質が関与していると述べてきました。つまり、報酬を予測し、それが最大になるように行動し、誤差があれば修正するという学習の指標となります。

予想通りかそれ以上の報酬を得ると幸福感や高揚感を感じるようにできており、これが「次も欲しい」や「もっと欲しい」という気持ちを生み出します。これが行き過ぎるとギャンブル依存症や買い物依存症などの行動嗜癖となってしまいます。新奇体験に対する依存は聞いたことがありませんが、私たちは多かれ少なかれ新奇体験に飢えていて、スマホの通知があると「何か新しい情報があるかも」と即座にそれを確認せずにはいられません。

余談ですが、人は一旦集中力が切れてから回復するまでに二三分かかるというデータを見たことがあります。スマホやパソコンの通知が鳴るとどうしても見たくなってしまい、そこで集中力が途切れてしまいます。一つ通知が鳴るたびに二三分ロスしていると言っても過言ではありません。なんだか悔しいですね。

通知のこない夜に、日中できなかったことをすることを「リベンジ夜更かし」というそうです。しかし、そうすると翌日日中のパフォーマンスが下がってしまい、また夜更かしするという悪循環になり、慢性疲労状態になってしまいます。そういうわけで、私は最近は必要最低限以外の通知を切るように設定しています。スマホが悪いとは言いませんが、情報は自分から取りに行きたいものです。

話を戻しますが、つまり多くの人は、新しい情報、未知なる体験、非日常感を求めてやまないもので、これも脳がそのようにできているからであり仕方がないのです。新しい名所が好きなのも、新しいアトラクションがあったら試したくなるのも同様です。私たちは、日常とは違う空間、異なる時間の過ごし方、切り取り方を求めているのです。

†アートがもたらす快楽とは

アートにも同様の効果がある、というよりは人類にとってアートとは元来そのような存在なのだと想像できます。本来人生は一度しか経験できないはずが、他人の人生を代理体験することで未知なる世界を見ることができる。これによって、さらに「知恵ブクロ記憶」を更新することができます。代理体験についてはまた第7章で詳しく取り上げます。

私たちの脳は、この「知恵ブクロ記憶」に支配されていると言っても過言ではありません。そして、そのアップデートは本質的に快楽であり幸福であるということができます。アートを鑑賞している瞬間は、実は感覚遮断に近く、自分の世界に入っている状態です。感覚遮断は、外部世界からの情報をシャットアウトして知覚に上らせない方法です。自分の心と向き合うというのは、脳の中にある「知恵ブクロ記憶」を観測し、あるいは場合によっては作り替えることにあります。ひょっとすると夢を見ている状態に近いのかもしれません。起きている時は、自分の「知恵ブクロ記憶」と向き合ったり、意識したりすることはほぼありません。

例えば、今流行りの坐禅やマインドフルネス瞑想も、感覚遮断により自分の内部モデルを観測したり、内受容感覚（内臓や筋肉などの働き）を観測したりすることが可能になるという点で、アート鑑賞と同様の効果があると言えます。内受容感覚は脳と接続しており、その一部は、脳に入るとドーパミンによる報酬系を活性化することも知られています。瞑想やアート鑑賞がクセになるのは、そういう理由もあるかもしれません。

アートを鑑賞している時の快楽は、夢を見ているような心地よさや「もっと」知恵ブクロ記憶をアップデートしたいという高揚感、内受容感覚による報酬系の活性化や、そもそも新しいものを体験するときのスリルやそれを乗り越えて日常に戻っていく安堵感など、感情の目まぐるしいジェットコースターと言うことができます。これは、クセになりますね。

†アートは「脳の持久力」を育む

研究者の私から見ると、アーティストは、課題を見つけ、仮説を立て、解決方法を提案している点において、研究や事業と同じではないかと思います。例えば、美しい、好き、あるいは怒り、憎しみといった自分の気持ちを、どうまく表現して伝えたらいいのかわからず、モヤモヤすることがあると思います。それをアーティストは一枚の絵や五分間の音楽などで表現し、課題解決法を提案しています。見ている側は、そこに生きるためのヒントを得たり感動を得たりできます。

言語化することや目に見えるアクションを取ることだけが唯一の課題解決法ではなく、自己完結的に解決する方法もあるのです。アートはそれを教えてくれます。これは、本書でも繰り返し述べている、たった一つの正解に素早く飛びつくのではなく、答えがないかもしれない問題に、釈然としない気持ちを抱えたまま寄り添っていくという方法かもしれません。

最近では、教育でもアートの重要性が発見され始めています。

これまで、科学技術立国を支える人材教育のため、主に理系分野の技術や知識の習得に重点を置いたＳＴＥＭ教育（Science, Technology, Engineering, Mathematics：科学、技術、工学、数学）が主流でした。しかし近年、ＳＴＥＡＭ（ＳＴＥＭ＋Art：芸術）や、ＳＴＲＥＡＭ（ＳＴＥＡＭ＋Ｒ）と呼ばれる教育法が重要視され始めています。

これらは、芸術やリーダーシップ、コミュニケーション能力など、社会情動的スキルの発達にも焦点を当てた教育です。社会情動的スキルの観点から言えば、ＳＴＥＡＭ教育やＳＴＲＥＡＭ教育は、学習者のコミュニケーション能力や共感力、創造性など、ＶＵＣＡ時代に求められるスキルを育てるために重要とされています。また、これらの教育は、学習者が異なる分野や文化に触れることで、新奇体験を促し、また多様性への理解や寛容さが育まれると期待されています。

ここでＳＴＲＥＡＭ教育の〝Ｒ〟はなんでしょうか。読解力や作文力を表すReading and Writingとも言われていますが、他にもプログラミングや工学的な問題解決スキルを身につけるロボット工学や自動制御システムに関連する技術を指すロボティクスのＲとも、学習者が自身の知識やスキルを定期的に見直し、新しい情報や状況に適応する「再評価」のRとも言われています。また、現実世界の問題や課題に対処する能力を身につけるという意味で、リアリティのRという説もあります。しかし、本書で繰り返し見てきたように、自分の内部と向き合うという意味では、内省・省察を表すReflectionのRを採用したいところです。さらに、EにはEthicsである倫理、MにはMathematicsはもちろんMusicも含めるべきです。

アートは単なる趣味や道楽の範疇を超えてAI時代を生きる私たち人類にとって必要不可欠です。アートを通じて、自己理解を深め、感情のコントロールや他者への共感力が向上するとも言われています。次の章では、感情のコントロールや他者への共感力について見ていきましょう。

＊第6章のまとめ＊

- アーティストは、自身の「知恵ブクロ記憶」を外在化する能力に長け、粘り強い反復練習により高度な身体認知を持ち、自らの体を思い通りに操ることができる。
- アートの理解は、個々の経験に基づく「知恵ブクロ記憶」と脳内モデルの予測を通じて行われ、これにより私たちはアート作品を見たときにさまざまな感情を抱く。
●アーティストは、課題発見や仮説立て、解決法の提案という面で研究や事業と類似している。彼らは、言葉では表現しにくい感情を芸術作品を通じて表現し、観る側に感動や生きるヒントを提供する。
●教育分野では、アートの重要性が再認識され、STEM教育に加えてSTEAM教育やSTREAM教育が重視され始めている。これらの教育は、社会情動的スキルやコミュニケーション能力、共感力、創造性を育成し、新奇体験を通じて多様性への理解や寛容さを育むことを目指している。

【お勧めの文献】

茨木拓也『ニューロテクノロジー――最新脳科学が未来のビジネスを生み出す』（技術評論社・二〇一九年）
アダム・オルター／上原裕美子訳『僕らはそれに抵抗できない――「依存症ビジネス」のつくられかた』（ダイヤモンド社・二〇一九年）

塚田稔『芸術脳の科学――脳の可塑性と創造性のダイナミズム』（講談社ブルーバックス新書・二〇一五年）
マット・ジョンソン&プリンス・ギューマン／花塚恵訳『「欲しい！」はこうしてつくられる――脳科学者とマーケターが教える「買い物」の心理』（白揚社・二〇二一年）
廣中直行『アップルのリンゴはなぜかじりかけなのか？――心をつかむニューロマーケティング』（光文社新書・二〇一八年）
ダニエル・Z・リバーマン&マイケル・E・ロング／梅田智世訳『もっと！――愛と創造、支配と進歩をもたらすドーパミンの最新脳科学』（インターシフト・二〇二〇年）
デイヴィッド・J・リンデン／岩坂彰訳『快感回路――なぜ気持ちいいのか　なぜやめられないのか』（河出文庫・二〇一四年）

第7章

人の気持ちがわかる

二〇世紀後半から二一世紀初頭にかけて、ダニエル・ゴールマンがエモーショナル・インテリジェンス（ＥＱ）の概念を提唱しました。ＥＱは心の知能指数や感情の知性などと呼ばれ、人間らしい知性として、今ますます注目が集まっています。ＥＱは、自己認識力や感情のコントロール、社会情動的スキルなどと関係していることが示されており、これらの要素が個人の成功や幸福に大きく寄与することが示唆されています。自分の感情への解像度が高く、コントロールがしっかりでき、人の気持ちがわかる人は、間違いなく頭のいい人です。さらにコミュニケーションやリーダーシップには、粘り強い取り組みが欠かせません。本章では、これらの社会情動的スキルについて、脳の持久力の観点から考えてみましょう。

1　心や感情は、人間だけがもっているものか

†人間は心をどのように理解してきたか

心や魂というと、自分という実体から離れてフワッとして漠然としたものという認識が

あるかもしれません。現在では多くの人が、心の実体は脳であることを受け入れ始めていると思いますが、少し前までは脳は血液を冷やす装置で、心は文字通り心臓にあるとか下腹部や子宮などに存在すると思われてきました。

日本語にも「五臓六腑に染み渡る」とか「ハラワタが煮えくり返る」などという表現がある通り、喜怒哀楽は内臓で感じていたようですし、ギリシャ語やヘブライ語などの古代の言葉でも、内臓で感情を感じていたことを示す記述が残っているそうです。

私たちは、心臓がドキドキするとか下腹部のあたりがキュンキュンするなどという内受容感覚を絶え間なく感じていて、それは「気持ち」に影響しています。最近では、腸など の内臓と脳との間には、これまで想像していたよりも速い神経伝達が存在していて、内臓感覚や内受容感覚が心の働きに影響していることが続々と明らかになってきています。

前章で見たように、アート鑑賞やマインドフルネスによって感覚遮断し、自分の内なる声を聞く、つまり自身の内臓感覚に敏感になって、気持ちの変化に対する解像度を高めることも、感情知性にとって重要な要素なのかもしれません。

心は、脳という臓器がさまざまなストレスに対応して恒常性を保つための過程で生じる、いわば副産物に過ぎません。私たちは心に振り回されがちですが、何のことはない、「知恵ブクロ記憶」が状況に応じて適切な反応をしているに過ぎません。他の誰も影響は与えられないのです。つまり、自分を傷つけられるのは自分だけ、喜ばせられるのも自分だけなのです。

では心など存在しない、と言い切ってしまっていいのでしょうか。

†「感情」と「情動」はどう違うのか

心をどのように定義するか難しいですが、喜怒哀楽のような感情を持つものというのが一般的でしょうか。第2章で述べましたが、emotionは、生物学では「情動」と訳される用語です。ストレスに対して生じる生理学的な応答であり、昆虫から人間まで共通して持っているのです。

例えば、私たちは凶暴そうな動物（例えば熊）を目の前にすると、心拍が上昇し、毛が逆立って、筋肉が収縮するなどの応答が自律的に生じます。これらは交感神経系の働きですが、これを「闘争―逃走反応」と言います。このような内受容感覚を解釈して私たちは、不快感、あるいは忌避感などを知覚しますが、さらにそれを脳で言語化して、高揚感や恐怖などを感じます。

私たちの意識は、物事を都合よく解釈する妙なクセも持っていますので、最初からわかっていたような顔をしていますが、熊だと認識する前から体の反応は始まっています。体の変化を解釈して、さらに言語化するプロセスは時間がかかるのです。

ところで、emotionを「感情」と訳してしまったがために混乱を生んでいる訳書をたくさん見かけます。「昆虫にも感情がある」と書かれると「えっ、そうなの?」となりますよね。emotionはあくまで「情動」と訳すべきです。私が今もっとも腑に落ちている説明は、「感情とは情動を言語化したもの」というものです。これは、人間が理解できる言語ということですが、もし自身の情動を言語化できる動物がいたら、感情を持つことは否定できません。しかし、それを証明するすべがないので、ひとまず感情を持つのは人間だけということにしておきます。

言語を持たないペットにも感情があるように思うのは、人間が「あらゆるものに心を感じる」という特質を持っているせいではないかと私は考えています。これについては、またあとで触れたいと思います。

2　感情、意志、行動の順番

†知覚する前に動き出している

「悲しいから泣くのか、泣くから悲しいのか」という論争は昔からあり、いまだに決着はついていません。

一方、私たちの意思決定は、行動開始よりも遅延があり、行動の後に生じるという衝撃の可能性があることも指摘されています。これは、ベンジャミン・リベットが一九八三年に報告した有名な実験に基づいています。

リベットは、被験者の前に回っているストップウォッチのような装置を置き、ボタンを押してその針を止めたいと思った時点で手首を動かすように指示しました。その時の被験者の運動野の脳波を記録していました。ボタンを押そうと思ってから実際にその動作が始まるまでに遅延があることは、容易に理解できます。しかし、驚きなのは、被験者がボタンを押そうと意識する〇・三五秒前には、運動野ですでに脳波の反応が始まっていたとい

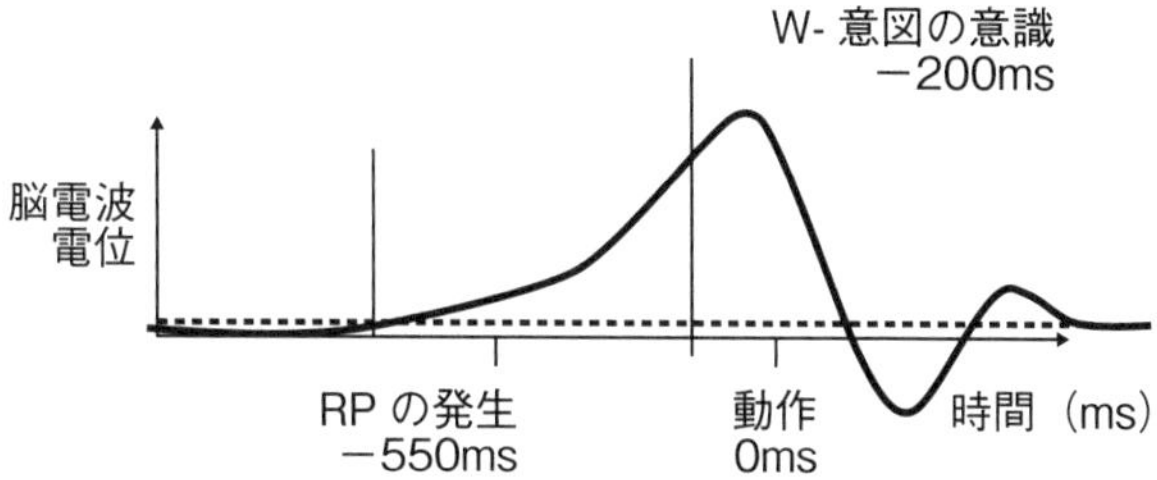

図⑩　リベットの「準備電位（RP）」の実験

うのです（図⑩）。

意思決定の〝気づき〟の〇・三五秒前に発生する脳の電気的な活動は、「準備電位」と名付けられ、人間に自由意志は存在するのかという大きな論争となりました。ここでは、自由意志に関する議論は置いておきますが、行動しようという脳の反応があって、私たちがそれに気づくのは少し後であることは覚えておいてもいいかもしれません。それにもかかわらず、私たちは自分の意識的気づきが先にあってから選択して行動したと、逆転させて認識しているのです。

概念としての情動

悲しむために泣く必要はないが、泣くことで悲しみは増幅するのだと言う人もいます。自分が泣いているという事実に気づき、それを分析した結果、悲しみという感情として解釈されるからという意味だと思われます。このように、私たちは文脈に応じて適切な感情を選択して、発露しているのです。

したがって個別の発露を観察しても、その人がどういう感情として解釈しているかは主観的なものであり、他の人にはわかりようがありません。自分ですらわからないこともあります。例えば、泣いている、涙を流しているからといって必ずしも悲しいとは限りません。逆に、悲しみの発露の仕方は、涙を流すということに限りません。その表出方法は、十人十色です。

このように、私たちは情動すらも概念化して、「知恵ブクロ記憶」として用意しておき、実測と照らして最も適切な発露方法を選択しているという言い方もできます。心理学者のリサ・フェルドマン・バレットは、情動には本質など存在しないと考え、「構成主義的情動理論」を展開しています。一方で、脳の反応を表情などによって測ることで情動を推測できるという考え方を「古典的情動理論」と名付け批判しています。

例えば私たちは、チワワからゴールデンレトリバーまで同じイヌとしてカテゴリー化して認識しています。イヌと言われた時に私たちが頭の中に思い浮かべるイヌ像は、人によって異なると思いますが、それでも新しい種類のイヌを見た時には、ちゃんとそれをイヌにカテゴリー分けできるのです。私たちの認知は、そのように発達します。これを「スキーマの同化」と言ったりします。

同様に私たちは、人生の中でさまざまな感情の発露の仕方を学んでいき、こういう時はムカつくとか、イライラするとか、ハラワタが煮えくり返ると言った方が適切だというふうに、概念を学んでいきます。次に、ストレス反応が起きたら、それを形成してきた情動概念から文脈に基づいて適切な情動を再生成し、発露しているのです。なかなか複雑ですね。

せっかく実測値があるのに、知恵ブクロ記憶に「こういうデータが取れたんだけど、これに最も見合う情動は何かな」とお伺いを立てて、経験と文脈に基づいて提案してきた情動を発露するのです。知恵ブクロ記憶は、スマートスピーカーや図書館の司書のような役割をしています。

したがって、経験がないと適切な情動を発露できませんし、知恵ブクロ記憶が間違った提案をしてくることもあります。

†恋愛経験不足だと「吊り橋効果」にだまされる

それを端的に表している例が、かの有名な「吊り橋効果」です。吊り橋を渡るというのは一般的には恐怖の代名詞で、前述した「闘争―逃走反応」がビンビン発動します。しかし、吊り橋を渡り切った先に人がいたりすると、心拍の増加や手汗などの交感神経の変化を、恋愛感情と取り違えてしまうことが起こりうるというのです。

恋愛話ついでに、見ず知らずの男女を無理やりカップリングしてデートをしてもらい、どのカップルがその後仲良くなったかを予測するという実験が行われました。カップルの行動はモニタリングよろしく観察され、さらには心拍や手汗なども同時に計測されます。さて、どんなカップルが仲良くなったと思いますか？

仲良くなると言えば、デート中に共通の趣味が見つかって話が盛り上がったとか、視線が絡み合うアイコンタクトの頻度が高かったなどと思いがちですが、ふたを開けてみると、心拍の増加や手汗などの交感神経の変化が同期していた、つまりドキドキするような経験を一緒にしたカップルほど、その後も仲良くなる傾向にあったということです。

恋愛に限らず、みんなでジェットコースターに乗ったり、お化け屋敷に行ったりして、同じ情動体験を共有すると仲良くなるのは、このようなメカニズムなのかもしれません。あるいは、震災などの後に助け合ったりすると仲良くなるのも、同じような情動体験を共有するからかもしれません。

その情動をどのような感情として解釈していたかは人それぞれなので、なかなかわかり合えないですが、結果として、交感神経の変化レベルで同期していたというのが、究極の共感かもしれません。自律神経を自分でコントロールすることはできないのが玉に瑕ですが。

3 わかり合うには、どうしたらいいのか

†結局、私たちはわかり合えないのか

私たちは結局、他者の表情や言動しか判断指標を持っていませんので、他者の気持ちはそれをもって推しはかるしかありません。しかしながら、脳の〈第三のフィルター〉である「発露するか・しないか」という特性も併せて考えると、発露したからと言って心底そう感じているとは限らないし、発露しなかったからといってそう感じていないとも限りません。無表情な祖父の話をしましたが、かくいう私も無表情だと揶揄されることが多いのですが、実は心の中では人一倍感動したり、興奮したりしています。

結局、同じものを見ても聞いても、脳には三つのフィルターがあるため、完全にわかり合うのは難しいものです。〈第一のフィルター〉は、感覚のゲート機構です。二つ目は、経験と記憶から構成される予測、そして三つ目は発露する・しないのフィルターです。同じものを見ても聞いても、フィルターの働きによって反応が違ってくるのです。

それよりも、みんな違うことを認め合うことの方が重要だと私は思います。

本質的にわかり合えない私たちがどうにか社会を形成しているのは、そこに社会的合意があるからです。私の故郷には、大沼という名前の湖があるのですが、これを見て沼と感じるか湖と感じるかは人それぞれですが、社会的合意を持ってこれを湖とするということで無益な論争を避けることができます。このような社会的ルールが、経験となって知恵ブクロ記憶となって、世界のモデルを作っていきます。

同様に私たちは、相手が同じような心を持っているだろうという前提でコミュニケーションをはかりますが、これも社会的合意のようなもので、その方がさまざまなことがスムーズに進みます。それに私たちの脳には、ありとあらゆるものに心を感じるという特異な性質が備わっています。このような性質は「心の理論」として知られています。例えば、私たちはコンピュータースクリーン上で点滅する二つの相互作用する点にすら、意図や意志のような心を感じてしまいます。

心を社会的合意に基づいて想定してもその解釈は各々違いますので、結局わかり合うことは難しいと言わざるを得ません。したがって、根気強いコミュニケーションが必要となります。

昨今、心理的安全性やアサーティブ・コミュニケーション、ワンオンワン・ミーティングなど、コミュニケーションに関する関心が高まっているのは、そこに問題意識を感じる人が多いことの表れでしょう。コミュニケーションがうまく行っていると思っていても、実は独りよがりに過ぎなかったという経験などが増えてきたのかもしれません。

私は学生の頃、国際学会で何回目かのポスター発表をした際に、リスニングは苦手だけどスピーキングはだいぶ上達してきたと思ったことがありました。そればかりか、今回の発表は上出来だったなとさえ思いました。しかし、それは一方的にまくし立てていただけで、相手の理解度や疑問点などを意に介さない一方的なものであったのだろうと思います。それで、うまく行っていると思ってしまったのは未熟な証ですが、今でも一方的にまくし立てて、コミュニケーションがうまく行っていると言い聞かせていることはないか不安です。

これも若い頃、交際していた人と、私たちは今いい感じだと思って有頂天になっていたことがあり、全く問題ないと思っていたのですが、突如として相手の怒りが爆発してうまくいかなくなってしまったという経験があります。あとで知ったことですが、ずっと相手が我慢して、私に合わせてくれていたということでした。実は、その逆を経験したこともあります。相手は自分のペースで全く気にもとめていないので、私が無理して合わせている状況が続いて参ってしまったことがあります。

若気の至りだったのですが、両方を体験してみて、人間関係がこじれてしまうのは圧倒的なコミュニケーション不足だということに気づきました。それ以来私は、「この人との関係は、今うまくいっているな」と感じる時ほど、ひょっとして配慮や思いやりにかけるような言動をしていないかと、逆に慎重に振る舞うようにしています。人間関係は「うまくいっていないかも」という思いを抱えながら続けている方が健全なのかもしれません。人と付き合うには、粘り強いコミュニケーションが必要なのです。

✝先ずカイより始めよ

心のモデルケースは、自分自身にしかありません。したがって、人の気持ちを理解したければ、まずは自分自身の心に対する解像度をあげるより他ありません。

例えば、リサ・フェルドマン・バレットの報告によると、人は往々にして、自分が不安なのか憂うつなのかを明確に区別できないと言います。「不安と憂うつって一緒じゃないの?!」と思ったみなさん、それは正常です。しかし、自分の心の状態に対する解像度が低い人ほど、うつ病などの精神疾患になりやすいという結果も知られています。赤ちゃんは、空腹の不快感とおむつが汚れている時の不快感を区別できずにただ泣きわめくだけです。自分の気持ちを言語化できるようになってきた幼児が、時にかんしゃくを起こしてわめきたてるのは、気持ちにぴったりの言語化ができないことに対する苛立ちだということも聞いたことがあります。

親としては、「今あなたが苛立っているのは、こういう気持ちだから」と粘り強くコミュニケーションをはかるしかありません。知り合いの心理カウンセラーは、自分がやっているのはクライエントの気持ちの交通整理でしかないという主旨のことを言っていました。私たちは、大人になっても自分の気持ちをうまく言語化できなくて、時にパニックになっているだけなのかもしれません。

学生の頃、私には研究で行き詰まると必ず相談に行くと決めている先輩がいましたが、ご本人はあまり覚えていないかもしれません。というのも、どうやって言語化して説明しようかと考えているうちに、自分が何がわかっていないのかがわかって、先輩の席に辿り着く前に課題が解決することが多かったからです。でも私は勝手に、先輩をたくさんの問題を解決してくれた神と崇めていました。

†自分は最高の研究対象

第5章でも述べた通り、自分の体は一生付き合う良い研究対象です。まずは自分に興味を持ちましょう。

トップアスリートを数多く指導してきたトレーナーは、「ベテランの選手になればなるほど自分の身体に対する解像度が高い」と言います。今日は体のどこの調子がいいとか、どこの関節がどう痛いかなど言語化できるのだそうです。それに対して、経験の浅い選手は、「なんとなく」とか「ぼんやりと全体的に」のような解像度の低い言葉を使うと聞いたことがあります。

また、とある学習塾の講師が長年の経験でわかったのは、志望校に受かる子は、模試などで自分ができなかった問題を細かく覚えていて、「悔しい」と言って粘り強く考えていたと言います。それに対して、勉強ができない子ほど「できた問題」を自慢してくると言います。

　私たちが自分の体調変化に気づきにくいのは静止画的に考えてしまうからで、動画的にとらえるためにはルーティーンが必要だと述べました。心の不調も同様で、なんだかイライラして怒りっぽくなったと思っていたら、その後風邪をひいていたことがわかった、ということはよくあります。寝不足や栄養不足で体調が崩れてくると、心の状態も悪化してきます。そのせいでイライラしているだけなのに、自分ではそれに気づかずに当たり散らしてしまったり、不機嫌になったりしてしまうのは、しょうがないことです。

　しかし、トップアスリートが自分の体重が五〇〇グラム増えたとか減ったとかを感じられるように、自分の体調のバイオリズムを把握できれば、「最近体調が悪く、不機嫌に見えるかもしれませんがご容赦ください」などと周りに伝えることができます。これも、ある種の円滑なコミュニケーションだと思います。

　体と同様に、メンタルの状態を知る自分なりの目安を考えておくのもいいかもしれません。例えば私は、メールが全部怒っているように感じてきたら危険信号だと思って、おとなしくしているようにしています。

4　自分の心の解像度を高める

†情動知性とは自分を知ること

この章の冒頭で心の知能指数、感情知性としてEQを紹介しました。EQが高いというと、周囲の人の気持ちをきちんと察知し、うまく取り扱える人と解釈されます。それも大切なことですが、本当に私たちが高めるべきなのは、自分の心に対する理解です。自分の気持ちを適切にコントロールするためには、まず自分がどういう感情を抱いているのかを知ることが大事です。

そもそも感情は、湧き起こる情動に対する言語化ですから、言葉を知らないと、適切に自分の感情を分解できません。したがって、情動に対する語彙を増やすことが重要かもしれません。「嬉しい」だけでなく、「こそばゆい感じ」など自分の気持ちの微妙な違いを表すのにしっくりくる言葉を見つけて、情動の解釈の解像度、すなわち「情動知性」を高めるのがおすすめです。

読書をする子供が情動知性の高い人になるのは、本を通して他者の人生を体験できるからだと言われます。これを代理体験と言うそうです。第5章と第6章で繰り返し述べてきたように、できるだけ多様な試行錯誤をするのが重要です。人生は一度きりしかありません。小説や映画が面白いのは、自分ができるはずもない別の人生を代理体験できるからです。そこで主人公や登場人物に感情移入しながら、情動の解像度を高めることができるのです。

私たちの脳には、他者の動きを見ている際に働く脳細胞が存在しています。これは、サルの脳の活動を測定している際に、休憩中にアイスクリームを食べている研究員の姿を見たサルの脳が激しく活性化したことから偶然発見されたものですが、「ミラーニューロン」と名付けられました。最近の研究では、他者の行動を見てあたかも自分ごとのように感じるのは、脳のいろいろな部位で同時に生じていることがわかっており、ミラーシステムと呼ばれています。

ミラーシステムは、共感の脳のメカニズムとして説明されています。テレビの中だとしても誰かが痛そうにしているのを見ると、自分も痛くなるような気がしてきます。実際に脳の活動を測定してみると、特に親しい人が痛い思いをしているのを見ると、皮膚感覚を司る脳部位は活性化しないにもかかわらず、情動を処理する脳部位が活性化していたというデータが出ています。

「人のふり見て我がふり直せ」とはよく言いますが、他者の情動を観察し、いかに自分ごととして解釈できるかが、自分自身の情動の解像度を高める秘訣なのかもしれません。

†情動が意思決定する

意思決定も、情動の仕業であることがわかっています。重要な側面で重大な決断ができるのは、頭脳明晰な理性的な行動だと思うかもしれませんが、実は、理性は選択肢をふやすだけで、最後の最後にエイヤと決断を下すのは情動の役目であると知られています。

これは、熟練の裁判官と素人の裁判員が複雑な判決を下す模擬裁判をしている際の、脳活動を測定した実験から裏付けられています。熟練の裁判官は、たくさんの事例を知っており、それと照らして適切な量刑を判断できると思いがちですが、実は、最後の最後で決定をする際に働いていたのは、情動を司る脳部位であり、その働き方は素人の裁判員とほぼ見分けがつかなかったと言います。

また、脳の疾病で情動を司る脳部位の一部に障害を負った女性が、何一つ自分では決断できなくなってしまったという症例があります。選択肢は増やせるのですが、最後の一押しができないのです。

有名なトロッコ問題は、一人を犠牲にして他の五人を助けるという決断ができるか、あるいはその倫理的是非を問うもので、自動運転の是非の議論にも度々登場します。自動運転では、きわめて論理的に理性的に、五人の命を助けるためなら一人の命を犠牲にしてもやむなしと判断します。人間も、もし直接手を下さなくて済むならそういう判断ができます。しかし、自分で直接手を下すような情動が揺さぶられる状況では、判断が鈍ります。

私たちが感覚器から得る情報は、脳の〈第一のフィルター〉を通って取捨選択された後に、大脳皮質に運ばれて知覚されますが、第2章で述べたように、それが左脳の言語野で解釈されて言語化される場合と、言語化されないまま知覚される場合があります。私たちは、同僚の雰囲気がなんとなく違うことを感じたり、なんとなく嫌だなあとか、生理的に無理という感覚を抱くことがありますが、意外とその直感が正しいこともあります。

それをうまく言語化できない場合は、虫の知らせや第六感などというような漠然とした理解になりますが、自らの情動の解像度が高い人は、意思決定の判断材料として利用できているのかもしれません。

この章では、自分自身の心に対する解像度を高めるという情動知性を見てきました。誰もが必要なものですが、特に、組織のリーダーには、いろいろな面で情動知性が求められます。他者との粘り強いコミュニケーションを必要とされる時、難しい局面での決断を迫られた時、あるいはあえて問題解決をせずに困難に寄り添い続けなければならない時などさまざまに考えられます。

他者の気持ちを理解し、円滑に組織を運営していくためには、まず人と人は本質的にわかり合えないことを受け入れ、感受性や反応発露に多様性を認め、多くの代理体験をして自分の情動に対するボキャブラリーを増やし、自らの「知恵ブクロ記憶」を日々アップデートしていく柔軟性が求められます。

＊第7章のまとめ＊

- 心の実体は脳であると認識され始めている。心は脳の働きによる副産物であり、感情は情動を言語化したものに過ぎない。感情を持つのは人間だけである。
- 「悲しいから泣くのか、泣くから悲しいのか」という論争は未解決であるが、リベットの実験により、意思決定には実際の行動開始よりも遅延がある可能性が指摘されている。

●人の心を理解するためには、自分自身の心に対する理解を深めることが必要である。自己の感情を適切に言語化することにより、他者の感情を察する能力も向上する。

●意思決定は情動によって行われ、理性は選択肢を増やす役割に留まる。複雑な判断を下す際、情動を司る脳部位が活動し、最終的な決断には感情が関与する。直感や「虫の知らせ」といった漠然とした感覚も情動知性の一種であり、判断材料に活用する人もいる。

●リーダーには、他者とのコミュニケーションや困難な局面での適切な判断、多様な感受性への理解といった情動知性が求められる。

【お勧めの文献】

櫻井武『「こころ」はいかにして生まれるのか――最新脳科学で解き明かす「情動」』（講談社ブルーバックス新書・二〇一八年）

リサ・フェルドマン・バレット／高橋洋訳『情動はこうしてつくられる――脳の隠れた働きと構

成主義的情動理論』（紀伊國屋書店・二〇一九年）
毛内拡『「気の持ちよう」の脳科学』（ちくまプリマー新書・二〇二二年）

第8章

脳の持久力を担うアストロサイト

ここまで、「頭がいいとはどういうことか」についていろいろな切り口で見てきました。もちろんIQも一つの知能の指標ですし、聞けばなんでも答えてくれる「歩く百科事典」も頭の良さです。本書では、数値では測れない非認知能力にも着目してきました。これは、失敗しても挫けないでやりとげること、うまくコミュニケーションすること、理性的に判断することなど、数値化できない能力であり、答えやゴールが明確でないことをやり続けることが必要です。そのためには、脳を常に働かせながらも、慢性脳疲労にならないように健康に保つことが欠かせません。

ここでは、それを「脳の持久力」と名付けたいと思います。

最新の研究によって、この「脳の持久力」を支えているメカニズムに、脳細胞の一種であるアストロサイトが関与している可能性が明らかになってきました。本章では、脳の中の縁の下の力持ち、アストロサイトにスポットを当て、その知られざる働きを見ていくとともに、アストロサイトがどのようにして「脳の持久力」を実現しているのかについて考えたいと思います。

1　脳の中の陰の立役者、グリア細胞

†最新研究で見えてきた陰の立役者たち

第3章で見た通り、脳といえばニューロン（神経細胞）が作る精緻な神経回路とその柔軟な変化（可塑性）が中心的な役割を果たしています。しかし脳の中には、存在は知られつつも、その働きが長らく見過ごされてきた別の脳細胞があり、それらは総称して神経膠《しんけいこう》細胞（グリア細胞）と呼ばれています。グリアというのは膠《にかわ》という意味で、タイルとタイルの目地を埋めるパテのようなものをイメージしていただければと思います。

ニューロンがネットワークを作って素早い情報伝達をしているのに対して、グリア細胞は特に目立ったネットワークを作っていないことから、情報伝達には関与せず、単にニューロンの隙間を埋めて構造を支える支持細胞に過ぎないと考えられてきました。

顕微鏡はミクロな世界を見るためのツールですが、一七世紀後半に技術が向上しました。新しい〝おもちゃ〟を手に入れた人類は、一八〇〇年代にはあらゆる生物の基礎単位は細

胞である可能性を見出しました。この提案は「細胞説」として、現代まで広く受け入れられています。細胞といっても、無色透明なので顕微鏡を通しても、それを見ることはできません。

そこで、イタリアの科学者であるカミッロ・ゴルジと弟子でスペイン出身のサンティアゴ・ラモン・イ・カハールは、硝酸銀を利用して神経細胞をまばらに染色できる「ゴルジ染色法」を開発し、脳細胞の形態を詳細に記録しました。この方法は、写真を現像するのとほぼ同様の技術で、もちろん現代でも再現可能です。この手法が素晴らしいのは、所狭しと並んでいる脳細胞をいい感じにまばらに染められることなのですが、そのメカニズムはいまだによくわかっていないところもまたミステリアスでいいですね。ゴルジとラモン・イ・カハールは、その功績が讃えられて一九〇六年にノーベル生理学・医学賞を受賞しました。

これは余談ですが、ゴルジはニューロンがネットワークを形成していることを見つけましたが、脳細胞は全てが融合して一つの巨大なネットワーク体になっていると考えていました。一方、カハールは、実は脳細胞は一つ一つ別々のもので、ニューロンというひとまとまりのものが集まっているのだと考えました。師弟で真っ向から相対する説を唱えたわけですが、案の定カハールと不仲になり、一緒にノーベル賞をとった記念スピーチでもお互いを揶揄したという逸話が残っています。

ちなみに、カハールが動いている活動写真が残っていますが、みるからに気難しそうな風貌をしています。さらに雑談ついでに、カハールの弟子であるリオ・オルテガは、後年、ミクログリアと呼ばれることになる謎の細胞を発見しましたが、そんなものは存在するはずがないと激怒したカハールがオルテガを破門したという逸話も残っています。カハールが神経科学の勃興に多大なる貢献をしたことは間違いありませんが、エネルギッシュで熱すぎる人だったのだろうと想像しています。

ニューロンの構造は特徴的で、細胞の本体である細胞体と呼ばれる構造から無数の突起が伸びており、アンテナの役目を果たす、他の細胞からの入力を受け取る部分の樹状突起と、他の細胞に信号を伝達するひときわ長い突起（通常は細胞につき一本）を持っています。細胞体には、遺伝情報を含んでいる核という構造があり、他にもタンパク質を作るためのゴルジ体やエネルギーを産生するミトコンドリアなど、細胞小器官を持っているのは、他の体細胞と同様です。

一口にニューロンと言ってもさまざまな形を持ったものがあり、専門家はそれぞれがど

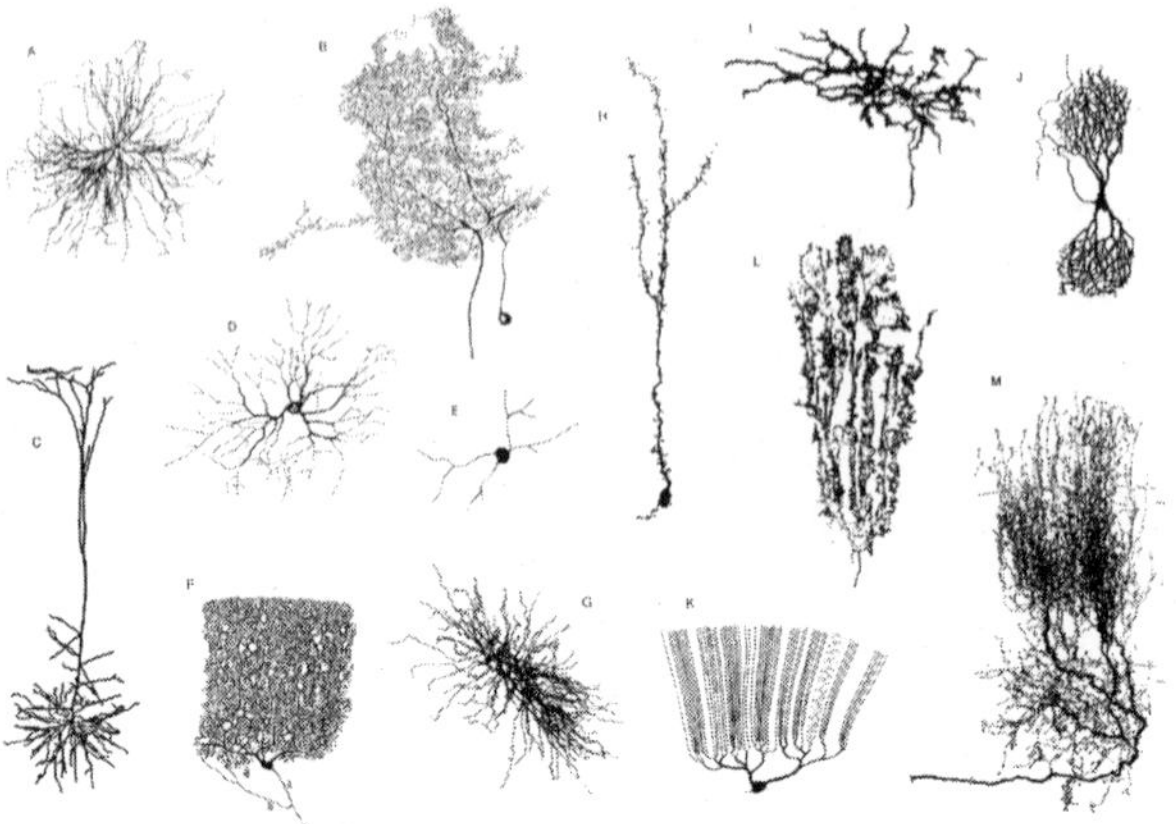

("Dendrites", Oxford University Press, 2015; より Mel, B.W. Neural Computation, 1994. を一部改変)

図⑪　いろいろな形のニューロン

の脳部位にあってどんな細胞かがわかると言います（図⑪）。この複雑な、樹木の枝や水草のような構造は全て樹状突起です。このような形をしているのにはおそらく意味があるのだと思いますが、どんな形であれニューロンの仕事は、情報を受け取り、統合し、次のニューロンに伝えるというきわめてシンプルなものです。

一方のグリア細胞は突起を伸ばしてはいるものの、ニューロンとは異なり回路のような構造を作っていないことから、支持細胞だと思われてきたのはすでに述べた通りです。のちに細胞の電気的な活動を測れるようになっても、グリア細胞の測定は難しく、ニューロンほど目立った変化を示さないため、本当に何もしていないのだろうと思われてきました。

しかし、時代が進んでさらに顕微鏡技術や測定技術が向上すると、グリア細胞が重要な仕事をしていると少しずつわかってきました。最近の研究では、健康な脳機能の維持や、脳の情報処理にさえ重要な働きをしていることが明らかになってきています。

グリア細胞にもいくつかの種類があることがわかっていますが、ここで代表的な三つのグリア細胞についてご紹介します。

†グリア細胞は何をしているのか

例えば、ミクログリアと呼ばれるグリア細胞は、脳内を縦横無尽に動き回り、異物や不要物を排除する役割を持っています。白血球やリンパ球などが体内での免疫を担当していますが、脳は独自の免疫システムを発達させています。ミクログリアは、脳の免疫担当と言うことができます。

脳はたくさんのシナプス接続を作っては取捨選択し、最適化していく「シナプス刈り込み」という工程を経て定型的な発達を遂げますが、そのシナプス刈り込みにもこのミクログリアが重要な働きをしていることが報告されています。一方で、なんらかの理由でシナプス刈り込みがうまくいかず、神経回路がうまく最適化できないことが、自閉スペクトラム症に代表される神経発達症と関与しているという見方もあります。

ミクログリアは、突起を伸ばして脳内環境に変わったところがないかどうか常にパトロールして、不要物などを見つけると細胞の内部に取り込んで処分してしまいます。それがあたかもゴミを食べているように見えることから、このような働きを「貪食《どんしょく》」と言うこともあります。

次に、オリゴデンドロサイトと呼ばれるグリア細胞は、突起を伸ばしてニューロンの軸索に巻きついた構造である髄鞘《ずいしょう》（またの名をミエリン鞘）を形成することで、軸索上を伝播する電気信号の速さを調節し、素早い信号伝達に関与していると言われています。この髄鞘を持つ神経を有髄神経、持たない神経を無髄神経と言います。

神経線維の電気的な性質や活動電位を発生するメカニズムは、一九四〇年代にヤリイカの巨大軸索を用いて研究されてきた歴史があります。イカを透かしてみると、目視できるほど大きな神経が走っているのが見えると思いますが、これらの神経は無髄神経です。水道管やホースを想像してもらえればわかる通り、もし無限の水源があった場合、より太い管の方が速く水を運ぶことができます。生物は進化の過程で巨大化する際、より遠くに速く信号を伝える必要があったことから、神経を太くするという戦略をとったものが生存に有利に働いたと考えられています。このように太い神経線維では、脳を複雑化させることが難しかったのだと想像できます。

一方、人類の祖先は進化のある地点でオリゴデンドロサイトに相当するグリア細胞（シュワン細胞）を獲得し、細くても伝導速度の速い有髄神経を実現しました。これによって、より複雑でかつ省エネの脳を形成することができたと考えられます。私たちが素早く精密な神経伝達を行えるのは、このオリゴデンドロサイトのおかげなのです。

無髄神経の上を活動電位が伝導していく速度はおおよそ毎秒一メートル程度で、人が歩くのとほぼ同じくらいの速さだと言われています。他方、有髄神経の速いものでは毎秒一〇〇メートルで、最新鋭の新幹線と同程度の速さです。ものすごい進化ですね。有髄神経には、電気を通しにくい性質である絶縁体の髄鞘が巻きついていますので、活動電位はこの髄鞘を飛び越えて、飛び飛びに発生することになります。このような仕組みは「跳躍伝導」と言いますが、この現象を発見したのは、日系アメリカ人の田崎一二《いちじ》博士です。

†アストロサイトは脳のスター

さらに、アストロサイトと呼ばれるグリア細胞も存在しています。アストロというのは星という意味で、日本語でも星状膠細胞と言ったりします。脳の中にスターがあるなんて素敵ですね。何を隠そう、私はこのアストロサイトの魅力に取り憑かれ、その研究に勤しんでいます。故郷の北海道函館市には五稜郭と呼ばれる星の形をした城塞跡があるのですが、私が星の形をしている脳細胞の研究をしているというのも不思議なご縁です。

細胞は骨格とそれをおおう膜からできていて、アストロサイトの骨格は星のような形をしていますが、その膜はもっと複雑な構造でスポンジとかカナダワシのような形をしているので、本当はタワシ細胞と呼んだ方がいいのかもしれません。

そんなアストロサイトは、脳の中の老廃物を除去したり、脳内環境を一定に保ったりする役割だけでなく、脳の情報処理にも積極的に関与している可能性があることが最新の研究からわかり始めています。

本章では、頭の良さにも大いに関わっていると考えられるアストロサイトの働きに焦点を当てて見ていきたいと思います。アストロサイト、ちょっと働きすぎではというくらい、脳の中ではブラック企業も真っ青のたくさんの仕事をこなしていますから、ぜひその働きぶりに舌を巻いていただけたらと思います。

2　ニューロンを守るアストロサイト

†脳の老廃物を洗い流す

脳は頭蓋骨という硬い骨に守られており、その下にはダメージを吸収する脳脊髄液があります。さらに脳の表面には、ゆで卵の殻を剝くと薄皮があるように、三つの層からなる膜が張っていて脳を守っています。この膜は「髄膜」と呼ばれ、頭蓋骨に近い順から、硬膜、くも膜、軟膜という名前がつけられています。よく耳にするくも膜下出血は、流れ出た血液が簡単に体外に排出できず、滞留した血液によって脳組織が圧迫され壊死してしまい、一命を取り留めたとしても重篤な後遺症が残ってしまう恐ろしい病気です。

成人の脳は、一三〇〇グラム程度の脂っぽい塊ですが、心臓などの動く臓器とは異なり、外見からではどんな働きをしているのかはよくわかりません。ただ一つ言えるのは、脳ほど堅牢に守られている臓器は他にないということです。どうやら脳は大事な臓器らしいが、頭蓋骨を開けてみても液体に浸っているばかり。そういうわけで、長らく脳は血液を冷やすためのラジエーターだと思われていました。

頭蓋骨の下で脳が浸っている無色透明の液体は、「脳脊髄液」と呼ばれています。これは血液から赤血球や白血球などの成分を取り除いた血漿《けっしょう》成分で、脳室と呼ばれる部位にある脈絡叢《みゃくらくそう》というところで作られる無色透明な液体です。先ほどご紹介した髄膜のうち、くも膜の下、脳表の上にある空間をサラサラと流れています。

脳脊髄液の存在の第一義は、脳の物理的ダメージの緩衝材です。お豆腐がパックの中で水に浸っているようなものです。しかし単に脳を浸して守っているだけでなく、常に新しく作られて入れ替わることで、脳の老廃物を排出する役割も担っていることが知られています。

脳脊髄液の流れは一日に四、五回入れ替わる程度のゆっくりとしたものですが、この流れが滞ってしまうと良くないことが起きます。脳の老廃物は、脳細胞に長く触れていると過剰な活性化を引き起こしたり、毒性を示したりするものなので速やかに取り除く必要があります。実はアストロサイトには老廃物を吸収する役目もありますが、それと並行して、この脳の中の液体によって洗い流すという方法もあります。

体細胞では、老廃物を洗い流す仕組みにリンパ液を使うことができますが、脳にはリンパ管に相当する構造が見つかっておらず、長年医学上の謎でした。二〇一二年にアメリカで行われた研究で、脳表面を流れている脳脊髄液が脳組織の中に浸透していって、脳細胞の隙間に蓄積している老廃物を洗い流していると解明されました。アルツハイマー病と関連するとも言われているアミロイドベータと呼ばれるタンパク質は、実は若い人の脳でも作られるごくありふれた老廃物ですが、これをしっかりと排出できていれば、病気にならずに済むのかもしれません。

実は、この脳脊髄液が脳組織内に染み込んでいくための駆動力を生み出しているのがアストロサイトではないかと考えられているのです。

アストロサイトは、水の通り道となるタンパク質であるアクアポリン4を持っています。このアクアポリン4は、中枢神経系ではアストロサイトだけが持っている特殊なタンパク質で、水の出し入れを制御することによって、細胞の隙間の体積を調節したり、イオンの濃度を制御したり重要な働きをしていると考えられています。微生物を考えてもらえればわかると思いますが、水の出し入れというのは非常に本質的な働きです。

脳脊髄液は常に流れて入れ替わっていると書きましたが、水の流れ方は常に一定ではなく、睡眠と覚醒のような体の状態によって変動することもわかっています。アストロサイトは水の出し入れによって隙間の体積を調節していますから、スペースが広がればその間をよく水が流れるようになりますし、スペースが狭ければ水はあまり流れません。実は、睡眠中にはこのスペースが広がってよく水が流れることがわかっています。特に、深い眠りの際に老廃物が洗い流されているのです。いうなれば脳の高圧洗浄のようなものです。

このスペースの体積は、覚醒時には一〇％程度、睡眠時には二〇％程度になるといいます。脳の五分の一もスペースがあると言われると、結構脳ってスカスカしているのかもと思えてきますね。興味深いことに、赤ちゃんの脳では四〇％くらいがスペースで、一方歳を取ると常時一五％程度になることも知られています。しかも老化によって、アクアポリン4に変化が起こって、水の流れも悪くなるのではないかと考えられています。それにともなって、アミロイドベータが脳に異常に蓄積してしまうことがアルツハイマー病の遠因となっているのかもしれないのです。

洗濯機にゴミが溜まっているとパフォーマンスを発揮できないのと同様、脳内環境もいかに速やかに「元の環境に戻す」かが重要です。頭がいい脳と言うのは、片付け上手なものだと考えられます。

†脳を余分な化学物質から守る

ここまで脳が物理的に守られていることを見てきましたが、脳は化学的にも保護されています。脳内には無数の血管が張り巡らされているのはご存知の通りですが、この血液に乗って実にさまざまな物質がやってきます。しかし、それら全てが脳に入り込んでしまっては大変なことになります。

例えば、ニューロンのシナプス伝達では、グルタミン酸という物質がよく使われます。グルタミン酸と言えば旨み成分として知られていますが、お味噌汁やラーメンに豊富に含まれています。これらの大部分は小腸で吸収されるとは言え、もし脳に直接届いてしまったら、意図せずシナプス伝達が生じてしまいます。しかも速やかに取り除かないといつまでも伝達が続いてしまい、しまいにはてんかん状態になってしまうかもしれません。

ちなみにアストロサイトは、実際にこのシナプスを取り巻いており、シナプス伝達で使用したグルタミン酸を素早く吸収して、グルタミンの形に変換してからニューロンに返すというリサイクルにも与しています。なかなかＳＤＧｓなことをやってくれていますね。

脳に入ってくる血管一本一本にも、アストロサイトの突起が巻きついて「血液脳関門」と呼ばれる構造を作っています。血液に乗って運ばれてくる余計な物質が脳内に侵入しないように取捨選択してくれているのです。

よく、「記憶力の改善のために○○というサプリをとっているのですが，効果はありますか」なんて質問を受けることがありますが、どんな物質が血液脳関門を通って、どんな物質が通らないかはまだ完全にはよくわかっていないので、「よくわかりません」と答えるしかありません。逆に、どうしたらそのサプリの有効成分が血液脳関門を越えたと判断できるのか教えてほしいものです。

ガンマアミノ酪酸はGABAとして知られている、これまた神経伝達物質ですが、抑制の情報を伝達することで有名です。ドイツからきた神経科学者の友人が、「日本ではGABAがコンビニで売ってるぜ、同僚に買っていってやろう」と冗談で言っていましたが、GABAも同様に血液脳関門を越える可能性は低いと予想されます。もし本当に効果があるとしたら、コンビニで売れるようなものではありませんよね。おそらく、抑制の効果があるという連想から、これを食べて一息入れようとか、よく眠れる気になれるということだと思いますが。

逆にせっかく良い薬を作ったとしても、この血液脳関門があるために脳にどうやって届けるかが大きな課題となり、それ自体が一つの研究分野にもなっています。薬物送達系（ドラッグ・デリバリーシステム）と言ったりします。

このあと見ていくように、アストロサイトは、血液脳関門で脳の主要なエネルギー源であるブドウ糖を取り込んでニューロンに渡しています。血液脳関門を通ることができる物質として、小さいことと脂に溶けやすい物質であることという条件がありそうなこともわかっています。天然由来だとなお通りやすく、ニコチンやカフェイン、麻薬など、脳に届いてほしくないものほど、この血液脳関門をすり抜けてしまいます。

これらの物質は、植物由来のアルカロイドと呼ばれる物質で、私たちが恩恵を受けている薬の多くがこのアルカロイドだったり、そこからヒントを得て合成された薬だったりします。他にも血液脳関門を容易にすり抜けて困ったことを引き起こすのが、アルコールです。酔っ払うメカニズムも完全にはよくわかっていませんが、アストロサイトの面目を立てるためにもお酒はほどほどにしたいものですね。

†ニューロンにエネルギーを与える

脳は、基礎代謝の二〇％を消費すると言われています。二〇％というと肝臓や筋肉に匹敵する大喰らいで、多大なエネルギーを必要とする臓器です。脳にとって唯一と言ってもいいエネルギーとは、ブドウ糖（グルコース）、いわゆる糖質です。糖質類は、小腸でグルコースにまで分解されます。したがって、巷に溢れている糖質制限というダイエット法は、わざわざ脳を働かなくする方法だと考えられます。大丈夫でしょうか。

脳のエネルギーの大半は、ニューロンが電気的な活動を始めるための、さらにその準備のために使われると考えられています。つまり、脳の素早くて正確な情報処理のためには、活動電位を出すことそのものよりも、また次の活動電位を出せるようにするために速やかに元に戻す、すなわち恒常性が最も重要なミッションとなります。

活動電位の発生は、ナトリウムイオンとカリウムイオンの逆転によって生じますが、デフォルトでアンバランスな状態を作って準備しているので、活動電位の発生にはさほどエネルギーを消耗しません。むしろ、活動電位が発生したことによって、逆転したイオンバランスをもう一回反転させて、アンバランスな状態に戻す必要があります。実は、ここでエネルギーを使うのです。ニューロンによっては一秒間に四〇〇発の活動電位を発射しますが、その都度環境を元に戻さないと次の活動電位は出せません。

昔ファミレスのキッチンでバイトしていたことがありますが、連休の中日の夜などはオーダーが立て込むのですが、その分仕込みも十分しているので提供にはさほど労力は要りません。むしろ一番困ったのがディッシャー（お皿洗い）です。ここが潰れると提供もままならなくなります。特にドリンクのジョッキ系がよく足りなくなります。自分がお客さんで行った時、たまにお皿がまだ温かい状態のことがあったり、グラスやジョッキがいつもとは違うものになっていたりすると、「ああ、ディッシャーが潰れているのかなあ」と思います。私が働いていたファミレスでは、一番のベテランがディッシャーを担当していました。ですからディッシャーを一人で任されると、ようやく私も一人前と認められたのかという認識がありました。

話が逸れました。脳は非常にエネルギーを要するのですが、実は、ニューロンは血管と直接コンタクトしていないので、直接エネルギーを摂るのが困難であると言われています。そんなにエネルギーを使うのに、なんとかならなかったの？　と少し驚きですが、そこで、血管を取り巻いているアストロサイトがグルコースを取り込み、ニューロンが使える形にして与えていると考えられています。グルコースを直接エネルギーにしているわけですらないので、二重に驚きですよね。

さらに前述の通りニューロンは、その活動に伴ってグルタミン酸やらさまざまな老廃物を放出するわけですが、基本的には出したら出しっぱなしなので、これをどうにかしないと次の神経伝達が行えません。そこでディッシャー担当の大ベテラン、アストロサイトが手際よく後片付けをしてくれます。アストロサイトは、水の出し入れを利用して余分なイオンを吸収したり、グルタミン酸を取り込んだり、洗い流したりすることで脳内環境を速やかに、何事もなかったかのように元通りにしてくれます。お祭りは楽しいけど、後片付けが大変ですよね。そこを進んでやってくれるのですから、ありがたい存在です。

†アストロサイトは脳の保護者

このように、アストロサイトはニューロンに「ご飯ですよ」と食事を与えたり、後片付けをしたりと、せっせとニューロンの保護者のような働きをしてくれています。私はアストロサイトのことを思う時、母親を思い出します。もし、アストロサイトがヘソを曲げて「私もう仕事しません」とでも言い出したら、ニューロンはひとたまりもありません。

二〇世紀は、電気生理学といって電気で脳の活動を測ったり刺激したりする研究が大いに花開いた時代でもありました。たくさんのノーベル賞が生まれました。それもあってか、電気で測れないものは脳でないとでも言わんばかりに、ニューロンこそが脳の主役であるという「ニューロン中心主義」が、脳科学の主流になっています。ここまで読んできたみなさんは、「果たしてニューロンとアストロサイト、どっちが主役なのかな」とお思いかもしれません。

事実、うつ病などの精神疾患やアルツハイマー病などの神経変性疾患、認知症など、多くの脳の疾患に、アストロサイトの機能不全が関与していることが少しずつわかり始めています。良い薬を作っても脳には直接届かないので困っているという話もしましたが、アストロサイトは、血管と直接コンタクトする脳細胞なので、まずはアストロサイトに働きかける薬をということで、新しい創薬の標的としても注目を集め始めています。

もちろん、ニューロンやシナプス伝達が素早く精密な情報処理に重要な働きをしていることは疑いようのない事実です。したがって、ニューロンも大事、アストロサイトもグリア細胞も大事。チームワーク。そう思ってもらえたら嬉しいです。

3　アストロサイトは、頭の良さに関係する

†知性の進化にも関係している？

さてここまでは、アストロサイトがいかにニューロンの活動の場を支え守っているかについて述べてきました。さらに、アストロサイトは頭の良さに関与している可能性があると言われています。

ここで改めてＩＱの話に戻りますが、ＩＱが高い人は大脳皮質の体積が大きいことはよく知られています。おでこが張り出ているとか、頭が大きい方が賢いということではありませんが、頭がいい人の脳は、さぞかしぎっしり詰まっているんでしょうねとお思いかもしれません。しかし、ドイツで行われた研究では、相対的にＩＱが高い人の脳の回路の密度を調べてみると、予想に反して密度が低くなっていることが明らかになりました。むしろ相対的にＩＱが低い人の脳の回路は、煩雑であまり最適化されていない様子です。つまり、ＩＱが高い人の神経回路は理路整然としていて、効率的に脳を支えている様子がうか

がえます。

しかし、体積が大きいにもかかわらず神経回路の密度が低いということは、言い方は悪いかもしれませんが、脳がスカスカしていると言えるかもしれません。直感に反しますね。一体どういうことなのでしょうか。ここまで読んできたみなさんなら、ニューロンがすっきりしているなら、ひょっとするとグリア細胞の数が多いのではと予測できるのではないかと思います。

ここで、アストロサイトの進化的な側面に焦点を当ててみましょう。アストロサイトのような働きをするグリア細胞は、ヒルや線虫などの原始的な動物でも見つかっています。ヒルの神経系を構成する神経節には、およそ四〇〇個のニューロンと一〇個のグリア細胞が含まれていることが知られていて、ニューロン一個に対してアストロサイト様のグリア細胞は〇・〇二五個にすぎません。

しかし哺乳類では、大脳皮質におけるニューロンに対するアストロサイトの比率は飛躍的に増加していることが知られています。例えば、ラットなどのげっ歯類やウサギなどでは〇・三、鳥類では〇・四〜〇・六、ネコでは約一・一、ヒトは一・三〜二・〇と、着実に増加していることがわかります。一を超えるということは、ネコやヒトではむしろニューロンよりもアストロサイトの数の方が多いということになります。

これだけを見ると、知性の進化にはアストロサイトが重要なのかもしれないと飛びつきたくなるのも無理はありません。ただ、ゾウやクジラではその比が四・〇〜七・五という報告があることから、単に頭の良さだけでなく、脳のエネルギー需要や代謝機能、老廃物の処理などの必要性が増すにつれてアストロサイトが増える必要があった、と説明するのが妥当かもしれません。いずれにせよ、体重あたりに比べると、人間だけが大脳皮質の体積が異常に大きく、さらにニューロンに対するアストロサイトの比が高いというのは、何か秘密があるのかと勘繰りたくなります。

これは余談ですが、ちょっと前までは、ヒトの脳ではニューロンとグリア細胞の比が一：九などと言われていたこともあります。現在では、平均すると大体脳の半分がグリア細胞とわかっており、その説は間違っていました。しかしながら、巷の本やテレビ番組ではいまだにこの時の誤解に基づいて「私たちは脳の一〇%しか使っていない」ということが、まことしやかに言われています。まず、グリア細胞が使われていないというのは誤りですし、そもそも脳の中で使われていない領域があったらそれは壊死していることになりますから、大変ですね。

たしかに全ての細胞が同時に活動しているわけではないのですが、脳は常にフル稼働していると言っても過言ではありません。ただ脳の使い方は体の状態に応じて変化します。例えば、睡眠中も特有の脳活動をしているのです。睡眠というと脳が休んでしまっている印象があるかもしれませんが、決してそうではありません。脳が使われていない時間はないのです。

†アインシュタインのグリア細胞

脳と言えば、アインシュタインの逸話がよく知られていますので、聞いたことがある人もいるかもしれません。アインシュタインは二〇世紀最大の知性とも言われていますが、彼の死後、その知性の謎を解き明かすべく、世界中に彼の脳の断片が密かに配布され調査されたと言われています。みな躍起になって他の人間との違いを見つけようとしましたが、ニューロンに大きな違いや目立った変化は見つけられなかったといいます。

一方、グリア細胞に注目していたとある研究チームは、大脳皮質のある部分で一般の人と比べてグリア細胞の数が二倍ある領域があったことを報告しています。脳の全部ではないのが面白いところですが、ここがひらめきに関与している領域だったという尾ひれがつくこともありました。いずれにせよ、アインシュタインの脳はこの世に一つしかありませんから、これだけで科学的な結論を出すのは難しいですし一種の都市伝説のようなものですが、さすがはアインシュタインという話ですね。

†ヒトのアストロサイトの特徴

ニューロンは、どの動物においてもだいたい同様の形をしており、研究者が見てもヒトのものか、マウスのものかを見分けるのは難しいと言われています。ニューロンの働きには動物によって大差はなく、情報を受け取り、統合し、伝達するということに尽きるのでしょう。ここにはあまり、工夫の余地はないと思います。むしろパーツはできるだけシンプルな方が、都合がいいのではないかと想像しています。

例えば、アリや魚群のように個体それぞれは非常にシンプルなルールで動いているものが集まってあるレベルを超えると、非常に知性の高い集合体としての振る舞いをするようになります。このような現象は、「創発」と言われています。現在のＡＩを動かしている素子やその間のルールは非常にシンプルで単純なものですが、非常に複雑なことができるわけです。

他方、ヒトのアストロサイトとマウスのアストロサイトを比較した衝撃の研究結果（図⑫、図⑬）があります。ヒトのアストロサイトがいかに大きく複雑な形をしており、多くの突起を持っているかはこの写真で一目瞭然です。もちろん、ヒトの脳の中にもマウスと共通の形のアストロサイトもありますが、ヒトや一部のチンパンジーでしか見つかっていないアストロサイトもあるということで、驚きです。何か大事な鍵を握っている重要人物のような気が、ビンビンしますね。

生物学は、特定の生物だけの特殊な現象を見つけるというよりは、むしろ生命に共通してみられる基礎原理を明らかにしようとする学問です。よく、脳の研究をするのにどうしてヒトの脳を使わないのですかと聞かれることがありますが、むしろ共通の原理を見つけるという目的からすれば、わざわざヒトの脳を使わなくても、マウスや昆虫でもいいということです。細胞という観点から見れば、全ての生命が祖先から受け継いでいる共通のメカニズムがあるはずだからです。しかし、ヒトでしかみられない特徴を持った細胞があるということになると、少し困ったことになります。

では、ヒトにしかないアストロサイトをマウスが獲得したらどうなるか、という好奇心を抑えることができませんね。実は、本当にやってしまった人がいるのです。

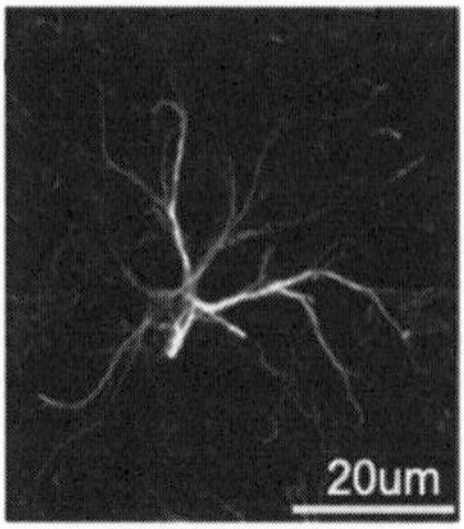

図⑫　マウスのアストロサイト（um＝マイクロメートル）

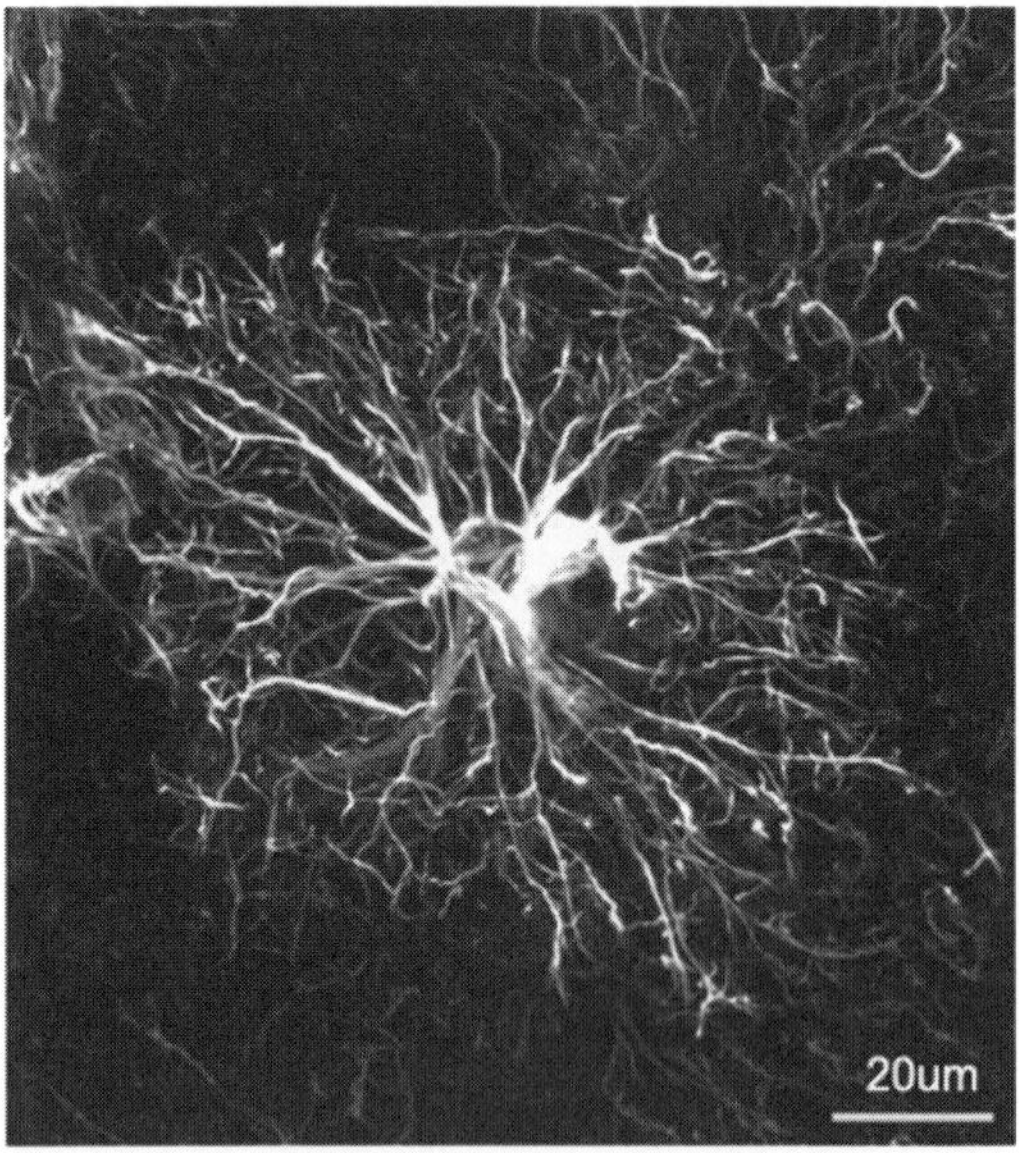

図⑬　ヒトのアストロサイト（um＝マイクロメートル）

4　アストロサイトは、いつ活性化するのか

†シナプス可塑性に影響を与えるアストロサイト

　二〇一三年のアメリカで、マウスの脳にヒトの胎児から採取されたグリア前駆体細胞を移植するという、SFに登場するマッドサイエンスのような実験が行われました。グリア前駆体細胞というのはこれからアストロサイトになる予定の細胞で、移植されたマウスの脳の中でヒトのアストロサイトになり増殖し始めます。

　もちろんマウスの脳の中には、元来アストロサイトになるはずのマウス由来の細胞もいたはずですが、それらは隅に追いやられてしまい、ヒト由来のアストロサイトが大部分を占めたと報告されています。このようにして、脳の一部が〝ヒト化〟したマウスを一年程度飼育し、その後、記憶・学習を調べる行動試験を実施したところ、通常のマウスよりも学習効率が約二・五倍増加したと言われています。また、シナプス可塑性の効率を調べたところ、やはり可塑性を生じやすくなっていたことも報告されています。

これは余談ですが、マウスやサルにヒトの遺伝子や細胞、はたまたiPS細胞から作った人工脳組織を移植し、知能や脳の健康にどのような変化が生じるかを検証する試みは年々増えています。人間に応用するには時期尚早ですが、将来的には、藤井聡太のアストロサイト三〇〇万円、大谷翔平のアストロサイト五〇〇万円とかで取引される日も来るかもしれないと妄想しています。妄想は楽しいですが、こうやって軽々しく遺伝子を編集して、他の動物をヒト化してもいいか、脳細胞を移植してもいいのかどうかについては、今後慎重に議論していかなければならない課題であることは確かです。

では実際にアストロサイトが知性に影響を与えるとしたら、一体どのようにして実現しているのでしょうか。もちろんこれまで見てきたように、エネルギーの供給や老廃物の除去などを通じてニューロンが働ける環境を整えるというのも一つの方法です。アストロサイトは、血管とシナプスの両方とコンタクトしています。学習や記憶には、ニューロンのつなぎ目であるシナプスの伝達効率が重要な役割を果たしており、シナプスの伝達効率は常に一定ではなく、状況に応じて柔軟に強めたり弱めたりしていることを学んできました。実は、アストロサイトが、シナプスに作用して可塑性に影響を与えていることがわかり始めています。

アストロサイトは、単に環境を整えるだけでなく、自ら伝達物質を放出して、脳の情報伝達に関与していると考えられています。アストロサイトが放出する伝達物質は、「グリア伝達物質」と呼ばれており、これにはニューロンが伝達に使うグルタミン酸やＧＡＢＡなども含まれています。さらに、シナプス伝達や周囲のアストロサイトに影響を及ぼす伝達物質などさまざまなものが見つかっています。

このようにアストロサイトがもし能動的にシナプス可塑性を制御しているとしたら、どのシナプスを強めるかもアストロサイトのさじ加減一つということになります。このような可塑性の調節は、「メタ可塑性」などと呼ばれることもありますが、アストロサイトはまさにこのメタ可塑性を担っていると言うこともできます。

†粘り強い可塑性を支える新奇体験

では、アストロサイトはいつどうやって、どのシナプスを強めようと判断しているのでしょうか。いつどんな時にアストロサイトが活性化するかは、実はまだちゃんとはわかっていません。ただおそらく間違いないのは、脳がピンチに陥った時、つまり低血糖、低酸素、低血圧などのような物理的に障害を受けている状態や、さらには第7章で見た強い情動喚起が生じるような新奇体験の時だろうと考えられています。

このような状況では、ノルアドレナリンという脳のアラートシステムを活性化させる脳内物質の放出が高まり、アストロサイトを活性化させます。

単なる反復によって得られる可塑性よりも、強い情動体験を伴った可塑性の方が失われにくいものです。強い情動体験の時には、脳は過去の記憶をフル動員してなんとか乗り越えようとしたり、いまこの状況をしっかり学習して次に備えようとしたりするなど、これまで味わったことのない新奇体験すなわち不確実なことに耐える力を発揮するからです。ひょっとするとアストロサイトの支援を受けたシナプス可塑性の方が持続性が高いのではないかと考えられます。これが「粘り強い可塑性」の正体なのかもしれません。

さらに想像を飛躍させれば、一つのアストロサイトが数百万ものシナプスとコンタクトしていることや、一ミリにも及ぶ長い突起を持つものもあることなどから、遠く離れた細胞同士を接続し、情報を統合しているかもしれないとも考えられます。

人間特有の高度な脳機能の統合や、脈略なく生まれる「ひらめき」などは、このアストロサイトが仲立ちしているのではないかという期待も生まれてきます。研究はまだ始まったばかりですが、脳の不思議の解明にアストロサイトが大きく関わっていると思うとワクワクしてきます。

脳の持久力を担うアストロサイト

実験室で飼っているマウスは、安穏とした環境で過保護に育てられて野生を失っていますので、仮にアストロサイトが機能不全になるような遺伝子操作をしたとしても、まったく影響を受けずに生涯を全うできる可能性が高いです。それどころか繁殖もお膳立てされているので、立派に子孫を残すことすらできてしまいます。

しかし、ちょっと身体的なストレスをかけてやると、途端に気性が荒くなったり、やがては無気力になったりしてしまいます。同じ安穏とした環境で飼っている通常のマウスと比べても、無気力の度合いが高い傾向にあります。さらに普通ならストレスをかけるのをやめると自然と回復していくのに対して、アストロサイトがうまく働かないマウスは、なかなか回復しませんでした。

細胞レベルで見ても、例えば、高濃度のカリウム溶液を振りかけるなどして脳内環境をわざとアンバランスにしてやると、ニューロンが一時的に電気的な活動を示さない抑制状態に陥ってしまうわけですが、アストロサイトはせっせと働いて環境を元に戻そうと頑張るので、やがてニューロンも元通り元気な電気的活動を示すようになります。しかしながら、アストロサイトが機能不全になっていると、待てど暮らせどニューロンは元気になりません。おそらくこのような理由で、身体的なストレスからの回復も遅いのだと予想できます。

身体的なストレスや脳疲労状態の際に、脳にどんな老廃物が溜まっているか、どんなふうに不調になっているかはまだ完全にはわかっていませんが、知らず知らずのうちにアストロサイトがベストパフォーマンスを発揮できないような状態になってしまっている可能性があります。あるいは、第5章で見たように、体と同様、同じような使い方しかしていないと、使い方を忘れてしまうのかもしれません。

アストロサイトも、定期的に活性化させないとその働きが不調になると考えられます。アストロサイトを活性化させるには、予期できないタイミングで脳に非日常を味わわせ、生命の危険がない程度に、脳をピンチに陥れる必要があります。別にそれはネガティブな意味だけでなく、思いがけないくらい楽しいとか高揚感というような強い情動喚起でもいいのではないでしょうか。毎日のようにディズニーランドに行っていたらそのうち飽きてきますが、たまに海外に一人旅に出かけてみるとか、家の近所でもいいので道に迷ってみるなどの非日常感は重要です。脳疲労回復の観点からもお勧めです。

残念ながらアストロサイトの数を増やすことはできませんが、今あるアストロサイトを上手く活かすことが、脳の持久力を高める秘訣ではないでしょうか。

＊第8章のまとめ＊

●脳の中には、長らくその機能が見過ごされてきた神経膠細胞（グリア細胞）が存在し、これらは脳の情報処理や健康な機能維持に重要な役割を果たしている。
●アストロサイトと呼ばれるグリア細胞は、脳の老廃物除去や脳内環境の維持、情報処理への積極的関与など多様で重要な役割を担っており、脳の健康と機能において不可欠な存在である。また、頭脳の発達や知性の進化において重要な役割を担っている可能性があり、ＩＱが高い人の脳にはアストロサイトの数が多いことが示唆されている。
●強い情動喚起や新奇体験が生じる際にはアストロサイトが活性化し、持続的な可塑性を支える可能性がある。脳の持久力を高め、身体的ストレスや脳疲労からの回復にも重要な役割を担っている。

【お勧めの文献】

工藤佳久『脳とグリア細胞——見えてきた！脳機能のカギを握る細胞たち』（技術評論社・二〇一〇年）

R・ダグラス・フィールズ／小西史朗・小松佳代子訳『もうひとつの脳——ニューロンを支配する陰の主役「グリア細胞」』（講談社ブルーバックス新書・二〇一八年）

毛内拡『脳を司る「脳」——最新研究で見えてきた、驚くべき脳のはたらき』（講談社ブルーバックス新書・二〇二〇年）

最終章

ＡＩ時代に求められる真の〝頭の良さ〟

ここまで、頭がいいとされる人間の脳の働きについてさまざまな角度から考察してきました。この本の締めくくりとして、やはり人工知能（ＡＩ）に触れないわけにはいかないだろうと思います。私がこの本を書き始めた時にはまだあまり着目されていませんでしたが、瞬く間にチャットＧＰＴを始めとする大規模言語モデルが隆盛を極めました。さらには絵画や音楽のようなアートや研究論文の執筆すらもＡＩでできるようになり、物議を醸しています。ＡＩは体を持っていないから、アスリートの分野に入り込んでくるのはまだまだ先かなと思うので、今のうちに思う存分自分の体で遊んでおきたいものです。そんな最終章では、ＡＩ時代に求められる本当の知性とは何かについて改めて考えてみましょう。

1　ＡＩと脳は、どう違うのか

†ＡＩはもう一つの脳なのか

二〇一六年、人工知能（ＡＩ）の「AlphaGo」が囲碁の世界チャンピオン（イ・セドル氏）を打ち破って、大きな反響を呼びました。このＡＩを開発したディープマインド

(DeepMind) 社の共同創業者のデミス・ハサビス氏は、「天才」として幼い頃から数々のエピソードがあります。例えば、四歳のときからチェスに没頭し、始めて二週間も経たないうちに大人を負かすようになりました。一三歳でチェスのアンダー14で世界第二位になりました。一五歳でケンブリッジ大学に合格し、二年勉強した脳神経の論文が賞を受賞したり、創業してわずか三年の会社を五〇〇億で売ったりするなど、数々の功績があります。間違いなく、誰もが認める現代を生きるギフテッドの一人でしょう。

ディープマインド社のディープはおそらく、ディープラーニング（深層学習）と呼ばれるＡＩの学習手法を指していると思います。ＡＩは、第3章で紹介した、ニューロンが活動電位によって隣接するニューロンに情報を伝える仕組みであるシナプス伝達を模した、ニューラルネットというアルゴリズムで動作しています。ニューラルネットでは、ニューロンが活動電位を発生した／しないを「0／1」で表現し、それを重み付けに基づいて積算して、それがある値を超えたらまた次のニューロンに向けて1を伝達し、超えなければ何も出力しないという単純な仕組みで動いています。

ニューラルネットが学習するのは、それぞれのシナプスの「重み付け」のルールであり、これが記憶に相当します。この学習ルールは、第3章で見たようにヘッブの学習則に基づいており、頻度が高いものがより重み付けされ、そうでないものは弱められて淘汰されていきます。最近はコンピューターの性能が向上し、このような計算を高速に多層に行えるようになったため、確かにＡＩができることは増えましたが、裏で動いているアルゴリズムの基本的なアイディアは、一九五〇年代から大きくは変わっていないと言われています。

†ＡＩは答えのある問題に対する解決能力が高い

ＡＩが脳と異なるのは、学習に大量の教師データを必要とする点だと言われています。私が好きな動画に、ローラ・シュルツの二〇分ほどのＴＥＤトーク「驚くほど論理的な、赤ちゃんの心」がありますが、人間の脳は、赤ちゃんですらたった数回の短い学習から統計学的に予測することができます。これと同じことをＡＩにやらせようと思うと、おそらく数万回もの事前学習が必要になると予想されます。

最近では自動運転技術も向上していると言われていますが、それでも難しいのが「かもしれない運転」なのだと言います。「かもしれない運転」とは危険をあらかじめ予測して事故を防ぐことで、学習のデータベースにない予期せぬ出来事に対応したり、相手の意図を汲み取ったりするのは、まだまだ人間の方が得意と言わざるをえません。人間は、一度も経験したことがないことでも少ない事例から予測し、行動できます。これは、脳が持つ予測の能力のおかげですし、少ない経験から枠組みを取り出して一般化して記憶したり学習したりという、脳の省エネ特性も一役買っているのかもしれません。

日々お世話になっている音声アシスタントも自動翻訳も、我々が使えば使うほど学習を重ね、賢くなっています（人間のエラーが多様すぎて逆にバカになっているという説もありますが）。囲碁のチャンピオンを打ち負かしたAlphaGoも、事前に学習した何億通りという選択肢の中から最適な手を出しているに過ぎないと言われています。コンピューターやインターネットの性能が格段に向上して処理が高速なため、あたかもその場その場で考えているように見えますが、そう見えるのは「心の理論」のせいにすぎないのです。

前項で見た通り、ＡＩが、ヘッブの学習則をはじめとしてニューロンのもつ性質のごく一部しか使っていない以上、脳とＡＩは本質的に違うと言わざるを得ません。脳もＡＩにはなれないように、ＡＩも脳にはなれない可能性が高いと言えます。しかし、本書で繰り返し述べてきたように脳にはＡＩにはない能力がたくさんありますから、ＡＩになる必要はなく、ＡＩが得意なことは任せておけばいいのです。同じ土俵で競い合う必要はまったくないのです。

大型連休で外出して帰ると家の良さをわかったり、海外に長期間いて日本の良さがわかったりするように、人類はあたかも知能のように振る舞うＡＩを手に入れて初めて、これまで気づかなかった脳ならではの働きに気づくことができるのかもしれないと期待しています。

†ＡＩが教えてくれる人間らしさ

もちろんＡＩが得意としているのは脳の一側面に過ぎませんが、脳と同じ機能を果たすためには、脳のような形や方法を使わなくてもある程度までは実現可能とわかったことだけでも大きな収穫です。例えば、昆虫の羽も鳥の翼も同じ飛翔するという機能を果たす器官ですが、その構造や成り立ちは全く異なります。

ＡＩも、はじめは脳の働きを模して作られましたが、今では全くと言っていいほど違うものになっています。それにもかかわらず、長い進化の過程を経て脳が進化させてきた学習の一側面を、脳とは全く異なるルールで実現できたという点が非常に面白く、今後の脳の研究のヒントとなるのではないでしょうか。

ヒトの脳は、あくまで生命の進化の途上にあり、完成されているわけでもありませんし、必ずしも合理的にできているわけでもありません。

記憶違いもしょっちゅう引き起こすし、省エネを重要視し過ぎた結果、思考のショートカットが起こって、過度に一般化してしまったり、極端なことを考えたりという認知の偏りが生じたり、不合理な判断をしてしまうことも多々あります。もちろん、こういう脆弱な部分があることを認識した上で是正していくべきかもしれません。しかし、AIの発展ぶりを見ていると、脳のそういう不完全な部分がむしろ愛おしくも思えてきます。

†脳は「破局的忘却」をしていないのか

AIと脳の違いとしてよく引き合いに出されるのは、一度何かを学習したAIにさらに新しいものを覚えさせようとすると、以前学習したものを忘れてしまうという「破局的忘却」という現象があります。これに対するアプローチ法もいくつか考案されていますが、では脳は破局的忘却をしていないと言い切れるのでしょうか。

私たちの細胞は日々入れ替わっていて、例えば「舌の細胞は二週間で入れ替わる」「肌の細胞は四週間で入れ替わる」ことを思えば、一〇年前と今の自分は同じ自分であると本当に言えるのでしょうか。確かに、脳細胞や心筋細胞は頻繁には入れ替わらないと言われていますが、就寝前の自分と就寝後の自分の身体が仮に入れ替わっていたとしても、気づきようがないのかもしれません。私たちが一貫した自分だと思っているのは、エピソード記憶が一貫しているからに他なりません。しかし第4章で見たように、記憶は記録ではないので、私たちが「一貫している」と思っている記憶さえ、脳の都合の良い解釈にすぎないのかもしれないのです。

脳はしばしば時間の流れすら逆転させて都合の良い解釈をすることもあると学んできましたが、私たちが感じている自己という一貫した存在や、自己意識でさえ脳の発明品だと言います。ある日、脳は生まれてからこのかた、さまざまなストレス応答によって外部環境の変化への適応を行い、困難を次々と解決してくれる便利な存在がいることに気づきます。そうだこれを「自己」と名付けよう、といった感じのようです。

このように脳は、変わり続けることで変わらないことを実現しています。この本では、次々と訪れる困難に柔軟に変化し続ける脳の可塑性を「粘り強い可塑性」と呼び、これが真の賢さの原動力になっていると繰り返し述べてきました。「知恵ブクロ記憶」や脳の地図は、試行錯誤の中で時々刻々と書き換えられていきます。そう考えると、状況に応じて柔軟に変化することこそが本質であり、変わらない自分などは存在しないとも言えるかもしれません。実は、脳は破局的忘却を繰り返し続けているのかもしれません。

2　変わらない自分は、存在するのか

†エコロジカルなシステム

ノンアイロンの形態安定シャツや形状記憶合金ワイヤーの下着のように、破局的忘却をしても自律的に元に戻るシステムだったら、一貫した自己を説明できるかもしれません。ここで重要となる考え方が、自己組織化と制約条件です。もし脳の中で予測を生み出すための環境制約を制御できたら、ニューロンのネットワークはその制約の中で自動的に最適な形を見つけて、最適なパフォーマンスを発揮することができます。

スポーツの分野では、制約主導のエコロジカル・アプローチとして最近注目を集めている考え方があります。例えば、まっすぐ立つという動作を考えてみると、やれ「お尻に力を入れろ、腰を反るな、上から吊られている感じ、顎を引け」などさまざまなことを言われます。しかし、不安定なヨガブロックの上で片足で立つという制約で、たった一つ「こ

こから落ちないでください」というシンプルなルールを提示すると、何も言われなくても、お尻に力が入り、腰をそらず、吊られている感じになり、顎を引かざるを得なくなり、結果として最も正しい姿勢をとることができます。

同様に、まっすぐボールを投げたい時に、やれ肘をもっと高くだとか、脇を閉めてなどと言語化してアドバイスしがちですが、これはインターナルフォーカスになりがちだというのはすでに述べてきた通りです。私もゴルフのスイングで、外野があーだこーだと言うのでわけがわからなくなってうまくできなくなってしまった経験があります。これに対して、少し先に風船でも置いて（制約）、「必ずこれに当たるようにボールを打って」と一言シンプルなルールを提示すると、自ずとボールはまっすぐ飛んでいくといいます。

このような指導法はスポーツに限らず、教育やさまざまなお稽古事にも応用できそうで、良いコーチとは良い制約とシンプルなルールを提示できる人ではないかと思います。保育園や幼稚園で、床に散らばったおもちゃを子供たちに片付けさせるのに、「片づけなさい」と指示をしても子供は聞く耳をもちません。しかし、音楽をかけて「この音楽が終わるまでに誰が一番多く片付けられるかな」などと言ってゲームにしてしまえば、驚くほど自律的にことがすすみます。しかも、内発的なモチベーションで動いているので、みんな嫌な気持ちになりません。

　これを社会に応用するとすれば、どういうことが考えられるでしょうか。本書では、本質的に人はわかり合えないと繰り返し述べてきました。なぜなら、脳には三つもフィルターがあって、同じものを見てもその感じ方は異なるからです。どうせみんな違うので、そのプロセスはどうであれ、結果的に同じになっていればそれでいいという考え方もできます。スポーツや保育園の例のように、ルールを設定してもうまくいきません。むしろがんじがらめで嫌になってしまうかもしれません。しかし、ルールをたった一つ、できるだけシンプルな形で提示し、うまい環境的な制約を与えることで、自ずと最適化されることもあるかもしれません。

　自然界でも、上手い制約条件をかけてやると自律的に最適な形をとるというルールがあります。これを「自己組織化」と言います。脳の中でも、破局的忘却が起きたとしても、外部から上手い制約をかけてやると自己組織化が生じて、結果として最適な形をとるエコロジカルな力が働いている可能性があります。その制約条件を生み出しているのが、第8章で述べたアストロサイトであり、外からニューロン活動の自己組織化を促すことで、「知恵ブクロ記憶」を形成していると予想されます。

†脳にある二つの学習モード

AIが膨大に学習を繰り返す必要があるのは、ヘッブの学習則だけを使っているからだと指摘されています。他方、第3章で見てきた通り、時空間学習則は、入力の同期性を学習に用いることから、事前学習が少なくて済む可能性も提案されています。ヘッブの学習則は似ているものを見つけるための逆行性（フィードバック）のシステムであるのに対して、時空間学習則は違いを検出するための順行性（フィードフォワード）のシステムである点で異なります。似ていることを判別する仕組みである「パターン補完」のためには、数多くの統計的な学習が必要となりますが、違うことを判別する仕組みである「パターン分離」では、試行は少なくて済むのです。

脳がAIと異なるのは、反復しなくても、たった一度の経験でも瞬時に学習したり、記憶が長時間持続したりする点にあります。旅行に行った時の記憶や、強い情動を伴うような記憶は、繰り返し経験せずとも、ともすれば生涯にわたって持続することもあります。私はこのメカニズムにアストロサイトが関与しているのではないかと考えています。情動喚起によって放出される神経修飾物質の作用によって、アストロサイトが活性化するからです。

記憶や学習の基礎となるシナプス可塑性が生じるのは、繰り返し刺激が提示されることが必要というのが一般的な理解ですが、アストロサイトが放出するグリア伝達物質の中には、ニューロンの発火を伴わなくともシナプス可塑性を誘導するものもあります。このような仕組みで、情動喚起や強い注意を伴うような強烈な体験は、繰り返し提示されなくても学習可能です。

最近の研究では、ヘッブの学習則と時空間学習則を八対二の割合で混在させると、とても効率の良い学習が行えることもわかり始めています。この試みがうまくいくと、「かもしれない運転」ができる自動運転車や、より少ない学習で予測ができる、より人間らしいＡＩの開発が進むかもしれません。

本書では、脳の持久力こそがＡＩ時代に必要とされる知性であると繰り返し述べてきました。今の時代にはたった一つの答えにすぐに飛びつくのではなく、あえて問題解決をせず、不確実な課題に寄り添っていくことが求められます。新型コロナウイルス感染症や、難しい国際情勢などは今すぐスッキリ解決というわけにはいきません。

また、コミュニケーションやリーダーシップにも、粘り強く試行錯誤を繰り返す持久力が必要とされます。そのような能力のことを詩人のジョン・キーツは「ネガティブ・ケイパビリティ」と記述しました。私は、この能力にもアストロサイトが重要な働きをしていると考えています。なぜならアストロサイトは、ニューロンにエネルギーを供給し脳の老廃物を取り除くことで、脳のコンディションを整え、持続的な思考と粘り強い可塑性を可能にしているからです。

†「知人者智、自知者明」

私の好きな言葉に、「知人者智、自知者明」という故事成語があります。これは、古代中国の思想家の老子の言葉ですが、「人のことがわかるのは確かに賢い、しかし本当に聡明なるものは自分のことを知っている人だ」というような意味です。

この本では、頭の良さについて論じてきました。真に聡明であるということは自分のことを知っていることにあります。粘り強いコミュニケーションやリーダーシップを行うためには、心身ともに自分に対する解像度を上げることが求められます。自分が培ってきた脳内モデルや「知恵ブクロ記憶」を把握し、自分の脳や身体が持っている癖を知ることが重要です。「知恵ブクロ記憶」をアップデートするために、ランダムな経験を能動的にたくさんすること、そして身体の動かし方を学び、情動に関する語彙を増やすことがおすすめです。

本書を通じて、「知恵ブクロ記憶」が幾度も登場しましたが、この記憶が作り出す世界を生き、アップデートを促す新奇体験を求めることが高揚感や快楽、幸福感にもつながります。もはや私たちは「知恵ブクロ記憶」に突き動かされている、と言ってもいいのかもしれません。

生まれてからずっと付き合っていく、たった一つしかない自分の脳と身体です。知らない部分を残したまま、自分の思い通りに動かすことができないまま、人生が終わっていくのは残念ですよね。自分の脳も身体も、自分だけの実験施設だと思って、失敗を恐れずいろいろと試行錯誤していくのがよいでしょう。

＊最終章のまとめ＊

●ＡＩは、ニューラルネットワークを基にしたアルゴリズムで動作し、ディープラーニングを用いて学習する。予測や未知の状況への対応において、人間の脳に劣る。ＡＩが得意なことは任せることで、人間らしさや脳の独自の能力がより明確になる可能性がある。

●スポーツの指導や保育園のように、シンプルなルールと環境的な制約によって、目標に対して自律的かつ効果的に行動させることができる。これを「エコロジカルなシステム」と呼び、同じようにアストロサイトはニューロンの活動の自己組織化を促すことで、効率的な学習や記憶の形成に寄与している。

●脳の持久力は、不確実な課題に粘り強く対処する能力であり、これがＡＩ時代に求められる知性の重要な部分である。

●自分の脳と身体でいろいろと試行錯誤していくことで自分自身に対する理解を深め、より良い意思決定と自己成長が可能になる。

【お勧めの文献・動画】

植田文也『エコロジカル・アプローチ――「教える」と「学ぶ」の価値観が劇的に変わる新しい運動学習の理論と実践』（ソル・メディア・二〇二二年）

太田裕朗『ＡＩは人類を駆逐するのか――自律世界の到来』（幻冬舎新書・二〇二〇年）

塚田稔『脳の創造とARTとAI』（OROCO PLANNING・二〇二一年）
これは難解なので、「アートを見ているとき、脳の中で何が起きているのか?」という記事を先に読んでおくことをおすすめします。https://gendai.media/articles/-/101450
津田一郎『心はすべて数学である』（文春学藝ライブラリー・二〇二三年）
マックス・テグマーク／水谷淳訳『LIFE3.0——人工知能時代に人間であるということ』（紀伊國屋書店・二〇一九年）
橋本治『負けない力』（朝日文庫・二〇一八年）
帚木蓬生『ネガティブ・ケイパビリティ——答えの出ない事態に耐える力』（朝日選書・二〇一七年）
カイフー・リー&チェン・チウファン／中原尚哉訳『AI 2041——人工知能が変える20年後の未来』（文藝春秋・二〇二二年）
ジョセフ・ルドゥー／駒井章治訳『情動と理性のディープ・ヒストリー——意識の誕生と情動の進化40億年史』（化学同人・二〇二三年）
ローラ・シュルツ「驚くほど論理的な、赤ちゃんの心」（TED）
https://www.ted.com/talks/laura_schulz_the_surprisingly_logical_minds_of_babies?language=ja

おわりに

社会や経済が停滞してきて苦しいと感じると、人はなんとか目先の答えがほしくなるものです。私は、研究者として歩みだしたおよそ一〇年前から「その研究はなんの役に立つのですか」という心無い言葉をかけられ、苦しんできました。かつてこの国には、なんの役に立つかはわからないけれど、好奇心を満たすためだけに研究をしてもいいという時代があったそうです。そんな自由で緩やかな環境の下、豊かな頭脳が創造性をいかんなく発揮して成し遂げられた数々の発明や発見は、ノーベル賞に結びついたり、結果的にたくさんの人を救うようなイノベーションに繋がったりして、人類に貢献しています。

私が学生の頃、指導教官が「社会は苦しい時ほど、若い人に投資（教育）しなければならない」と言っていたのを今も覚えています。私に先行投資してくださった先生には感謝してもしきれません。あれから一〇年、いまだにその苦しい時は続いています。もし社会全体がもっと人に投資していれば、今頃は苦しい時代を脱却できていたのかもしれないと思うこともあります。どうして、若くて未知の能力の人に投資する、つまり教育に投資するのは難しいのでしょうか。

それもやっぱり、脳の性質だと思います。心理学の有名な実験で、今すぐ一万円もらえるのと、一年後に一万二千円もらえるのとどちらがいいかを選ばせると、大半の人は「今すぐ」を選びます。これは遅い報酬は低く見積もられるという「遅延報酬割引」と呼ばれる効果です。ダイエットが成功しないのも、同様の原理です。

答えがあるならばすぐに知りたいし、答えのないことに耐えるのはツラいものです。学生を見ていても、間違っていてもいいから答えが知りたい、一秒でも早く知りたいという雰囲気がひしひしと伝わってきます。なによりも効率を重視する傾向はタイパと言うらしいですが、それで、映画の結末だけをサイトで知り、流行りの小説を一〇分で解説した動画を「二倍速」で見るのだと言います。失敗は非効率的なので、絶対に許されない行為です。社会全体が効率的であることをよしとしています。そんな社会において、人を育てるのは確かにタイパ最悪です。でも、苦しい時ほど人に投資しないと本当に社会が空洞になってしまいます。

脳はそれ自身が賢く、優れた可能性を秘めています。AI時代と言われるようになって、じゃあ脳にしかできないことはなんだろうと考えることが増えました。この本で、答えのないことに粘り強く寄り添うことではないでしょうかと繰り返し主張してきました。人の隠れた才能を見出すのも、その一つと言えます。

私の好きな故事に「千里馬常有、而伯楽不常有」というのがあります。これは、優れた才能(千里を走る優秀な馬)は、どこにでもいるが、その才能を見抜く人(伯楽)はめったにいないということを意味しています。有能な人物を見抜き採用する人物のことを、名伯楽と言います。

往々にして、人が才能を開花させるまでには時間がかかるものです。脳が完成するまでには三〇年かかるのです。したがって、みなさんが親や教師、上司の方々でしたら、子供たちや学生、部下の能力開発は長い目で見て、辛抱強く待ち続けることが何よりも必要です。一度や二度の失敗で判断を下してしまうのは、短絡的だと思います。

本書を粘り強く最後まで読んでくれてありがとうございます。ぜひ、みなさんは誰かにとっての名伯楽であってほしいと思います。

最後に本書の完成を辛抱強く、温かく待って下さった筑摩書房の編集部のみなさん、特に羽田雅美さんに感謝いたします。また、これまで指導してくださった先生たちはみな間違いなく名伯楽でした。それから、芽が出るかどうかわからない私に、「好きなことをしなさい」と辛抱強く支えてくれた両親と家族にも感謝を！

二〇二三年吉日　冬の鼓動が聞こえてきそうなくらいピンと張り詰めた空気の東京にて

図表作成＝朝日メディアインターナショナル株式会社

ちくま新書
1787

「頭《あたま》がいい」とはどういうことか
――脳科《のうか》学《がく》から考《かんが》える

二〇二四年四月一〇日　第一刷発行
二〇二四年八月　五　日　第三刷発行

著者　毛内拡（もうない・ひろむ）

発行者　増田健史
発行所　株式会社　筑摩書房
東京都台東区蔵前二-五-三　郵便番号一一一-八七五五
電話番号〇三-五六八七-二六〇一（代表）
装幀者　間村俊一
印刷・製本　三松堂印刷　株式会社

ISBN978-4-480-07615-1 C0245

ちくま新書

1297 脳の誕生——発生・発達・進化の謎を解く 大隅典子
思考や運動を司る脳は、一個の細胞を出発点としてどのように出来上がったのか。30週、20年、10億年の各視点から、その小宇宙が形作られる壮大なメカニズムを追う!

1387 ゲノム編集の光と闇——人類の未来に何をもたらすか 青野由利
世界を驚愕させた「ゲノム編集ベビー誕生」の発表。生命の設計図を自在に改変する最先端の技術を基礎から解きほぐし、利益と問題点のせめぎ合いを真摯に追う。

557 「脳」整理法 茂木健一郎
脳の特質は、不確実性に満ちた世界との交渉のなかで得た体験を整理し、新しい知恵を生む働きにある。この科学的知見をベースに上手に生きるための処方箋を示す。

1399 問い続ける力 石川善樹
「自分で考えなさい」と言われるが、何をどう考えればいいのだろうか? 様々な分野の達人9人をたずね、それぞれの問いのたて方、そして問い続ける力を探り出す。

1491 考え続ける力 石川善樹
「考える」とは何か? 安宅和人、濱口秀司、大嶋光昭、小泉英明、篠田真貴子ら「考え続ける賢人」の頭の中をのぞき見る。「思考シリーズ」新書第2弾。

1340 思考を鍛えるメモ力 齋藤孝
メモの習慣さえつければ、仕事の効率が上がるだけでなく思考が鍛えられる。基本のメモ力から、攻めのメモ力の技術、さらに大谷翔平等から学ぶ「鬼のメモ力」とは。

1630 頭がよくなる! 要約力 齋藤孝
これからの社会を生きていく上で、絶対必要な力は「要約力」だ。的確に相手の話を理解し、自分の話が伝われば、物事はスムーズに進み、人の心をひきつけられる。